ヴィパッサナー瞑想の教科書

マインドフルネス
気づきの瞑想

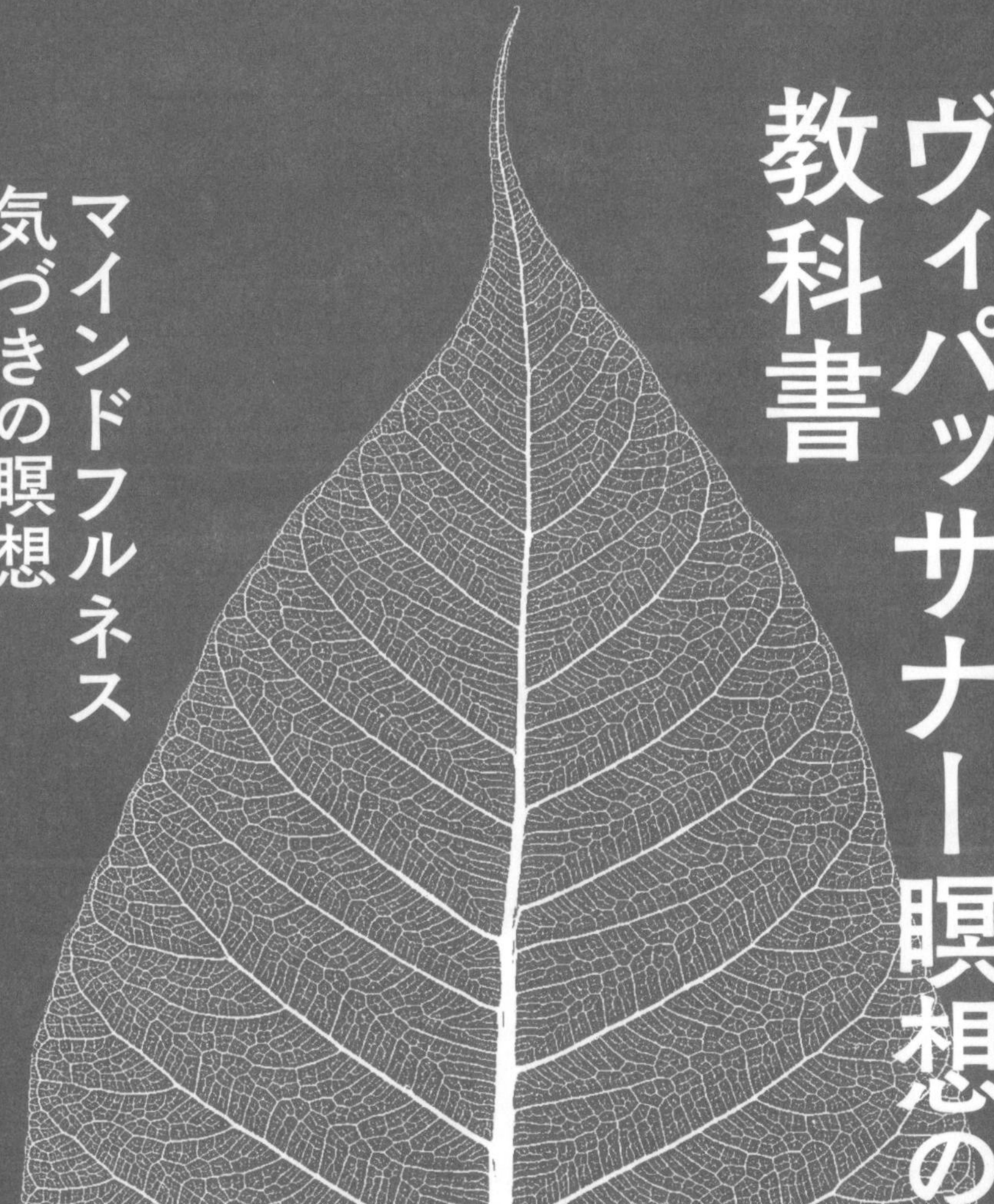

徳間書店

バンテ・ヘーネポラ・グナラタナ＝著　出村佳子＝訳

まえがき
Preface

私の経験では、何か新しいことを説明するときに皆さんに理解していただくための最も効果的な方法は、できるだけ易しい言葉を使うことであることがわかりました。また、教える際に使う言葉がむずかしければむずかしいほど、さまざまな経験を持つ人にたいして柔軟に説明することがむずかしくなり、効果が少なくなってしまうことも学びました。

堅苦しい言葉を聞きたい人はいるでしょうか？　ことに何か新しいことで、日常生活とは関係がないようなことを学ぶときは、なおさらです。堅苦しい言葉は、瞑想やマインドフルネスの実践を、通常では実践できないもののように感じさせます。

本書はこの問題に対処するものです！　日常の言葉で書かれた、単純明快な本です。日常の言葉で書かれていますが、気づき（マインドフルネス）の真の力と、それに関連するさまざまな効果を、あなた自身で発見できるよう豊富な解説がされています。

皆さんから多くのご要望をいただき、本書を執筆いたしました。本書は経験のある指導者や先生にアクセスしなくとも、ご自身で瞑想をするときに非常に役立つ情報源となるでしょう。

『Mindfulness in Plain English』（マインドフルネス・イン・プレイン・イングリッシュ）が一九九四年にウィズダム・パブリケーションズより最初に出版されてから二〇年が経ちました。そのあいだに「マインドフルネス」が現代の社会や文化の多くの面――教育、心理療法、芸術、ヨーガ、医療、急速に進歩する脳科学などの分野に、ますます影響を与えています。そして、ますます多くの人がさまざまな理由で――ストレスを軽減させるためや心身の健康増進のため、人間関係、仕事など、人生のあらゆる面において、より巧みに、思いやりをもって、有意義に生きるために、マインドフルネスを求めています。

本書をお読みなる目的がいかなるものであれ、皆さんがこれまでにない有益な道への明確な指針を見出せることを、心より願っております。

バンテ・ヘーネポラ・グナラタナ

謝辞
Acknowledgements

本書の出版にあたり、多くの友人にご協力をいただきました。深く感謝申し上げます。とくにジョン・M・ペッディコード、ダニエル・J・オムステッド、マシュー・フリックステイン、キャロル・フリックステイン、パトリック・ハミルトン、ジェニー・ハミルトン、ビル・メイン、ダン・パーム・ジョーティカ比丘、エリザベス・レイド、ソーナ比丘、サーマー比丘尼、クリス・オキーフには本書を準備する際に貴重なご提案やご意見、ご批判、ご協力をいただきました。深く感謝いたします。

また本書とその新版を出版してくださったウィズダム・パブリケーションズの皆さまのご協力に感謝申し上げます。

第三章　ヴィパッサナー瞑想とは

What Meditation Is

第四章　心の姿勢
Attitude

第五章　実践

The Practice

第六章　身体で何をするか

What to Do with your Body

第七章 心で何をするか

What to Do with Your Mind

第八章 いつ、どこで、どのくらい実践するか

Structuring Your Meditation

第九章　ヴィパッサナーを始める前に

Set-up Exercises

第十章　問題に対処する

Dealing with Problems

第十一章　心の散乱に対処するⅠ

Dealing with Distractions I

第十二章　心の散乱に対処するⅡ

Dealing with Distractions Ⅱ

第十五章　日常生活における気づき

Meditation in Everyday Life

付録　伝統の流れ
Appendix: The Context of the Tradition

装幀　三瓶可南子
組版　（株）キャップス
カバー写真　(c)officek/a.collectionRF/amanaimages

本書は、『マインドフルネス　気づきの瞑想』（サンガ／絶版）の訳を見直し、邦題を改めて刊行するものです。

第一章

なぜ、わざわざ瞑想をするのか？

Meditation: Why Bother?

瞑想は簡単なものではありません。時間がかかりますし、エネルギーが必要です。勇気や決意、訓練も必要です。また、一般的に私たちが嫌なものだと考え、できるかぎり避けたがるような性格も必要です。

瞑想に必要な性格をすべてまとめて「ガッツ」という言葉で言い表すことができます。瞑想にはガッツが必要なのです。たしかにただくつろいでテレビを見ていることは、ものすごく楽でしょう。では、なぜわざわざ瞑想する必要があるのでしょうか？　テレビを見て楽しく過ごせるのに、なぜ瞑想に時間やエネルギーを費やす必要があるのでしょうか？　なぜ？

答えは簡単です。人間だからです。人間であるという単純な事実のために、人間に生来そなわっている不満を引き継いでいるからです。

不満はそう簡単に消えるものではありません。一時的になら不満を抑えることはできるでしょうし、瞑想しているあいだの数時間は不満から離れることができるでしょう。でも、不満はいつも戻ってくるのです。忘れているときに、突然、前ぶれもなくやってきます。そして、私たちは人生を見つめ直し、生きることの現実を理解するのです。

こうして私たちは、人生をただ過ごしていることにハッと気づきます。平静を装い、収入の範囲内でなんとかやりくりし、外から見ればうまくやっているようにも見えるでしょう。しかし失望したときや、自分に関するいろいろなものが崩れていくと感じたとき、問題を抱えるのです。混乱します。混乱していることは知っていますが、その混乱をうまく隠すのです。

一方、そうしたあらゆる不満のさらに奥のほうでは、何か別の生き方が必要だとか、世の中を見るもっとよい方法や、より充実して人生を過ごす方法が必要だ、ということも知っています。

ときにはよい仕事を得たり、恋をしたり、勝負に勝ったりなど、好ましいこともあるでしょう。しばらくのあいだ、ものごとはよい方向に向かいます。人生が豊かで明るくなり、不満や退屈がなくなります。経験するあらゆることが好ましいほうへ進み、「よし、うまくいった。これで幸せになる」と考えます。しかしその後、その好ましい状況もまた風に吹かれる煙のように徐々に消えていくのです。思い出だけが残ります。思い出と、何かがおかしいという漠然とした感覚が後に残るのです。

私たちは、人生には深遠で優しい、まったく別の領域があると感じているものの、そのことをあまり理解していません。その世界から切り離されていると感じてイライラしています。何か心地よい楽しさから切り離されていると感じるのです。

実際のところ、私たちは人生に触れていません。人生をよいものにつくり直そうともしていないのです。そしてその後、漠然とした〝何かがおかしい〟という感覚も消え、もとのいまいましい現実に戻ります。世の中がいつものひどく不快な場所に見えます。これは感情のジェットコースターに乗るようなものです。高いところに憧れつつも、傾斜面の一番低いところで多くの時間を過ごしているのです。

では、何が気に入らないのでしょうか？　私たちは異常なのでしょうか？

いいえ、異常ではありません。私たちはただの人間であり、すべての人間は同じ病《やまい》を患って苦しんでいます。

誰の心にも化け物がいて、その化け物は何本もの腕を持っています。慢性的な緊張の腕、他人だけでなく一番親しい人にたいしても純粋な思いやりが持てない腕、塞ぎ込んだ腕、生気がない腕など、たくさんの腕を持っています。この化け物がいない人はいません。

私たちは化け物がいることを認めないかもしれません。否定し、抑えようとします。化け物がいないふりをしたり、隠れたり、目的や計画、地位に関心を持つことで気を紛らわせ、教養や知識を身につけるのです。

しかし、化け物が消えることはありません。いつでも思考や認識の奥底にいて、「まだ足りない、もっと欲しい、もっとよくしなければ、もっとよくならなければ」とささやき続けるのです。これが化け物の声です。化け物は微妙にさまざまに形を変えて、ありとあらゆる場面で現れるのです。

パーティーに行き、そこにいる人たちの笑い声を聞いてみてください。こわばった笑い声は、表面的には愉快そうにしていても、心の底には恐怖があります。彼らが抱えている緊張やプレッシャーを感じてみてください。心からリラックスしている人はいません。ただ楽しいふりをしているだけです。

野球の試合に行き、ファンたちの理性に欠けた激しい感情を見てください。熱狂し、団結心を装ったふりをして興奮している人たちの抑えきれないフラストレーションを見てください。応援するチームへの忠誠の名のもとに相手チームにたいしてブーイングし、やじをとばし、エゴをむき出しにし、酔っぱらい、観客席で闘っています。彼らは必死に内面のストレスを発散しているのであって、心に安らぎはありません。テレビを見てください。流行歌の歌詞を聞くと、嫉妬や苦しみ、不満、ストレスなど、同じテーマがさまざまなバリエーションで何度も繰り返されていることに気づくでしょう。

人生は絶えまない闘いです。ぐらぐらよろめく成功を勝ち取るために、私たちは激しく闘っています。どうすればこの不満をすべて解決できるのでしょうか？

私たちは「もし〜さえあれば症候群」にとらわれています。もしお金がもう少しあれば幸せだろう。もし自分のことを心から愛してくれる人に出会えれば幸せだろう。もしあと数キロ痩せたら幸せだろう。もし最新のテレビがあれば幸せだろう。もしバスタブがあれば幸せだろう。もし髪が巻き毛だったら幸せだろう、などなどきりがありません。こうしたくだらないガラクタはどこから生じてくるのでしょうか？　もっと重要なのは、この問題にたいしてどうすればいいのかということです。

問題というものは、自分の心から生じてきます。問題とは心に深く蔓延《はびこ》っている、とらえがたい心のクセのことであり、自分が少しずつ結んでいった結び目のことです。

そこで結び目をつくったように、結び目を一つひとつ解いていくこともできるのです。気づきをもって結び目を見つけ、それに光を当てます。無意識にある問題を意識化させるのです。ゆっくりと、ひとつずつ。

私たちが経験していることの本質は、変化です。ものごとは絶えず変化しているのです。人生は瞬間瞬間、流れていて、同じ瞬間が二度と生まれることはありません。絶えず変化し続けることが、宇宙の本質なのです。

何か考えが頭に浮かんでも、一秒も経たないうちに消えてしまいます。そしてまた別の考えが浮かんできますが、それもまたすぐに消えてしまいます。突然、何か音が聞こえますが、次の瞬間には静けさがあります。目を開くといろいろなものが目に入ってきますが、目を閉じればすべて消えます。多くの人に出会いますが、みんな去っていきます。友人は去り、親戚は亡くなります。運が好転したり悪くなったりします。勝つこともあれば負けることもあるでしょう。絶えまなく変化、変化、変化しています。同じ瞬間は二度とありません。

しかし、困ることはありません。変化することは宇宙の本質なのですから。でも私たちは、この絶えまない変化の流れにたいして、おかしな反応をしています。経験していることにたいし、三種類の反応をするのです。絶えまない流れにおける認識や心の変化をすべて、三つの反応の箱に入れるのです。

三つとは「楽」と「苦」と「不苦不楽〔楽でも苦でもないもの〕」です。このとき箱に入れたものを見れば、固定化してクセになっている自分の心の反応を理解することができるでしょう。

ある認識を「楽」と分類したなら、私たちはそこから動こうとしません。その「楽」をつかみ、かわいがり、離さず、逃げないように保とうとします。もし保つことができずに楽が逃げてしまったら、あらゆる努力をして、その楽をもたらした体験をもう一度味わおうとするのです。この心のクセを「欲」と言います。

その反対側には「苦」というラベルの箱があります。何かにたいして「苦」と認識すると、それを避けようとします。否定し、拒否し、なんとしてでも取り除こうとするのです。自分が経験していることと闘います。自分の一部から逃げるのです。この心のクセを「怒り」と言います。

「楽」と「苦」のあいだには、「不苦不楽」の箱があります。ここには楽でも苦でもない経験を入れます。中途半端で、退屈で、おもしろくないものを入れるのです。この箱にしまい込んでしまえば、その経験を無視することができ、さらには刺激的な行為、いわゆる欲や怒りに心を際限なく回転させることができるからです。その結果、経験していることにたいして適切に注意が向けられなくなるのです。この心のクセを「無知」と言います。このとんでもない愚かな行為は、目的もなく単調な行為を絶えず繰り返し、あてもなく回転し続けるという結果を引き起こします。限りなく楽を求め、限りなく苦から逃げ、経験していることの九割を限りなく無視しています。そして、人生はなんてつまらないのだろうと言うのです。うまくいっていないのです。

どんなに懸命に楽や成功を追い求めても、失敗するときがありますし、どんなに頑張って苦しみから逃げても、苦しみはやってきます。楽しみも苦しみもないときには、叫びたくなるほど人生はつまらないと感じるのです。

頭の中は意見と批判でいっぱいです。自分のまわりに大きな壁を築き、欲と怒りの牢獄に閉じこもっています。苦しんでいるのです。

「苦」は仏教の教えの中で重要な言葉です。鍵となる言葉であり、十分に理解すべきものです。パーリ語で「dukkha《ドゥッカ》」と言います。「苦」は単に肉体の苦しみを意味するのではありません。瞬間瞬間、心の一部にあり、無知から直接引き起こされる深くて微妙な不満感のことです。

「生きることの本質は苦である」とブッダは説かれました。一見したところ、この言葉はひどく陰気で悲観的に聞こえるでしょう。嘘のようにも聞こえます。なぜそのように聞こえるのかと言いますと、私たちには幸せだと感じるときが結構あるからです。でも、本当に幸せでしょうか？

いいえ、幸せではありません。ただそう見えるだけです。幸せだと感じたどの瞬間でもいいですから、その瞬間をよく調べてみてください。喜びの裏には、その瞬間がいかにすばらしくとも、それには終わりがあるという不安が心に微妙に流れていることがわかるでしょう。どんなに多くのものを手に入れても、その一部を失うか、あるいは守ることに残りの人生を費やしてさらに多くのものを手に入れようと計画をたてるかの、いずれかの人生を送ることになります。そして最終的には死が訪れます。結局は、すべてのものを失います。すべては儚《はかな》いものなのです。

ずいぶん暗く聞こえるでしょう。でも暗くありません。幸い、ぜんぜん暗くないのです。暗いと思うのはお決まりの見方、つまり無知が働いている状態で見ているからです。
心には別の見方があります。それはまったく異なる見方で世の中を見る方法です。時間を止めようとせず、絶えず流れている経験に執着せず、拒絶せず、無視せずに見る方法です。善と悪、苦と楽を超えた見方です。世の中を理解する美しい見方であり、私たちはこの見方を身につけることができます。簡単ではありませんが、習得することができるのです。

心の幸せや安らぎは、人にとって最も重要な課題です。すべての人が求めているものです。しかし、幸せや安らぎを見出すのは少々むずかしい。なぜなら私たちは本来目指すべきこの基本的な目的を、食事やお金、性行為、娯楽、尊敬を得ることなど、表面的な目的ですっかり覆っているからです。なかには「幸せ」は抽象的な概念だと考え、「私は現実的な人間だ。お金さえあれば必要な幸せはすべて買える」と言う人もいます。

しかし、この考えを実現することは不可能です。世俗的な目的を一つひとつ調べてみると、そのどれもが表面的なものであることがわかるでしょう。

何かが食べたいとします。なぜ食べたいのでしょうか？　お腹がすいているからです。あなたはお腹がすいている——だから何？　食べればお腹がふくれます。そして気分がよくなります。なるほど、気分がよくなる！　そう、この気分がよくなるというのが本当の目的なのです。

しかし私たちが真に探し求めているものは、このような表面的な目的ではありません。表面的な目的は、真の目的を達成するための道具にすぎないのです。私たちが真に求めているものは、渇望が消えたときに生じる心の安らぎです。幸せや安心、リラックス、緊張のない状態です。もう何も渇望しないことなのです。

では、幸せとは何でしょうか？　最高の幸せとは欲しいものすべてを手に入れること、あらゆるものを支配すること、独裁者になること、自分の思いどおりに世の中を動かすことだと多くの人が考えています。もう一度言いますが、これは現実にできることではありません。独裁権力を握った歴史上の人物を見てみると、彼らは幸せではありませんでした。人生にまったく満足していなかったのです。なぜでしょうか？　全世界を独断で思いのまま完全に支配したいという野望に駆られていたものの、それが実現できなかったからです。世界中のすべての人を支配したかったのですが、支配されたくないという人たちがいたからです。それから、自分の運命を支配することもできませんでした。病気になりましたし、死を免れることもできませんでした。

欲しいものすべてを手に入れることは絶対にできません。不可能です。幸いにも、別の選択があります。それは自分の心を制御し、際限なく回転し続ける欲と怒りから離れることです。欲しいものを欲しがらず、欲を理解し、欲に支配されないことを身につけることです。

これは、道路に横たわって通行人が自分の身体の上を歩いていってもいいというような極端な意味ではありません。まったく普通の生活を送るのですが、これまでとはまるっきり異なる新しい見方で生きるのです。人としてすべきことは当然やりますが、欲に取りつかれたような強迫はありません。何かが欲しいと思っても、それを追いかけることはしません。恐怖を感じても、びくびく震えながら立ちすくむこともないのです。

この状態まで心を育てることは非常にむずかしいものです。何年もかかるでしょう。でも、すべてのものを支配することは不可能なのですから、むずかしいということは、不可能ということよりも、まだましではないでしょうか。

そうはいうものの、ちょっと待ってください。幸せや安らぎ、これらは私たちがすでに手に入れている文明というものではないでしょうか！　現代人は超高層ビルや高速道路を建設しました。有給休暇があり、テレビがあります。無料の病院があり、病気休暇、社会保険、社会福祉の制度があります。これらはすべて幸せや安らぎをある程度もたらすことを目的につくられたものです。

しかし一方では、精神病にかかる率が確実に高まっていますし、犯罪率も上昇しています。道路には攻撃的で情緒不安定な人たちがうろついています。安全装置が付いているドアからしばらく腕を外に出してみてください。誰かが腕時計を盗んでいきそうです！

何かがうまくいっていないのです。幸せな人は盗みません。他の生命を殺そうとしません。現代人は幸せや安らぎを得るためにあらゆる知識を尽くしていると考えていますが、それは事実ではないのです。

現代アメリカは、心や精神の深い面をなおざりにして物質面で過剰に進歩を遂げてきたため、そのあやまちの代償をいま払っているということに、ようやく気づき始めているところです。道徳や精神性が堕落していること、そしてこの問題について現実的に対処すべきである、ということに気づき始めているのです。

出発点は、自分の心です。注意深く、正直に、客観的に、自分の心を観察してください。そうすると、どんな人にも「自分は社会の規範から外れている」とか「まともな人間ではない」と思う瞬間があることに気づくでしょう。そうした瞬間を見るようにしなければなりません。明確に、はっきりと、非難せずに見るのです。そうすれば問題は改善され、解決されるでしょう。

いまの自分をあるがままに見始めないかぎり、生き方のパターンを根本的に改善することはできません。あるがままに見始めるやいなや、自然に改善していくのです。強制したり、もがいたり、外部の権威者に命じられたルールに従う必要はありません。自分の心を見ることによって、自動的に、ただ改善されていくのです。

と言いましても、この最初の智慧に達するのはかなり大変なことです。いかなる妄想も判断も加えず、抵抗もせずに、自分は誰か、どのような状態か、ということを見なければなりません。社会の中の自分の立場、社会人としての自分の役割を見なければなりません。他人にたいする自分の義務と責任を見なければなりませんし、何にもまして他の生命と共に生きる一個人として、自分の責任を見なければなりません。そして最終的には、これらすべてのことをひとつのものとして、それ以上削りようのない全体的な相互関係として、明確に見なければならないのです。
複雑なように聞こえるかもしれませんが、これは一瞬にして起こります。ヴィパッサナー瞑想を実践して心を育てることにより、これまで述べてきたことが理解でき、静かな幸せがもたらされるでしょう。

古い仏教経典『ダンマパダ』（Dhammapada）には次のように述べられています。（『ダンマパダ』は精神分析学者のフロイトの研究よりも数千年も前に説かれたものです）

「いまの自分は、過去において自分がおこなった行為の結果である。
悪い心で行為をしたなら、苦しみがその人につき従う。
荷車を引く牛に車輪がついていくように。
清らかな心で行為をしたなら、幸せがその人につき従う。
影がその身体から離れないように。
親や親戚、友人がしてくれるよりもさらに優れたことを、清らかな心はしてくれる。
よく制御された心は幸せをもたらす」

ヴィパッサナー瞑想の目的は、心を清らかにすることです。心を苦しめている欲や怒り、嫉妬、いらだちなど感情の束縛を、思考の流れから清らかにすることです。そして心を静寂と気づきの状態、つまり集中力と洞察力のある状態にするのです。

現代社会では教育が大いに信じられています。知識さえ身につければ文化的な人間になると信じられているのです。しかし、文化は人のうわべだけを磨いているにすぎません。戦争や経済崩壊からくるストレスにさらされると、知的で洗練された紳士たちはどうするでしょうか？　ある人は社会が言うとおりに行動します。規則を破ったら罰があることを知り、罰せられることを恐れているからです。心の清らかな人も、きちんと規則に従います。それは盗みたいという貪欲や、他の生命を殺したいという憎しみが心にないからです。

小川に石を投げてみてください。流れる水は石の表面をなめらかに過ぎていきます。でも、石の中は何も変わりません。同じ石を、溶鉱炉の激しい炎の中に入れてみてください。そうすると石は内側も外側も変化して、すっかり溶けてしまうでしょう。

文明は人の外側だけしか変えません。ヴィパッサナー瞑想は人を内側から徹底的に柔らかくするのです。

瞑想は偉大なる師と言われます。瞑想は理解をとおして、ゆっくりですが確実に心を清らかにする「るつぼ炉」のようなものです。理解が深まれば深まるほど、心はより柔軟になり、より寛大になり、より慈悲深くなります。優れた親や理想的な先生になるでしょう。他者のあやまちをゆるし、忘れることができます。他者を慈しむことができます。それは他者の気持ちが理解できるからです。他者を理解できるのは、自分自身を理解しているからです。自分の心を深く見つめ、自分にたいして抱いている幻想や自分の欠点、自分の人間性を見、そしてゆるすことと慈しむことを学んだからです。自分を思いやることが身についたなら、自動的に他者を思いやるようになるでしょう。

瞑想に熟練している人は、人生を深く理解しています。必然的に差別のない深い慈しみをもって世の中に関わるのです。

ヴィパッサナー瞑想は、新しい土地を開拓するようなものです。森から畑を開墾するとき、最初にすべきことは木々を切り、切り株を引き抜くことです。それから土壌を耕し、肥料を与え、そこに種をまきます。その後、作物を収穫するのです。

心を育てるためには、まず邪魔になるものをすべてきれいに引き抜かなければなりません。根こそぎ引き抜けば、再び生えることはないでしょう。その後、心を耕します。心という土壌にエネルギーと規律を注ぎます。そこに種をまき、「信」「道徳」「気づき」「智慧」という作物を収穫するのです。

ところで、この「信」と「道徳」には特別な意味があります。本に書かれているから、神の言葉だから、権威者に教えられたものだからという理由で何かを信じることは、仏教はすすめていません。仏教が教えている「信」は、「確信」に近い意味があります。真理だと知っているのは、信仰からではなく、自らが真理を見たからであり、自らの心でまさに観察したからなのです。

同様に、「道徳」は外部の権威者から強要された行動規範に形式的に従うことではありません。そうではなく、道徳を守ることは優れた行為であると自ら理解し、その優れた性質を身につけようと自ら意識的に選んだ善い習慣なのです。

ヴィパッサナー瞑想の目的は、自己を改善することです。瞑想を始めたときの「私」は、瞑想後の「私」と同じではありません。瞑想を実践することで少しずつ鋭くなり、自分の思考や言葉、行動に深く気づくようになります。それで性格が改善されていくのです。傲慢が消え、敵意がなくなります。心は静まり、穏やかになります。人生がスムーズに運ぶようになるのです。

このように、瞑想を正しく実践するなら、人生の浮き沈みに対応できるようになるでしょう。緊張したり、恐れたり、悩むことが少なくなります。あせりが減り、感情が穏やかになります。ものごとがうまくいき始め、人生は順調に進むようになります。葛藤もなくなります。こうしたことはすべて理解から生じるのです。

瞑想によって、集中力と思考力が研ぎ澄まされます。それから潜在意識にある動機や、その構造が少しずつ明らかになってきます。直観が鋭くなります。思考がますます正確になり、偏見や妄想を入れずに、ものごとをありのまま直接知るようになるのです。

さて、これまで述べてきたことは、なぜわざわざ瞑想をする必要があるのかという問いにたいする答えになったでしょうか？

いいえ、十分ではありません。これは単なる言葉でしかありません。瞑想が努力に値するものかを知ることのできる方法はただひとつ、正しいやり方を学び、それを実践することです。

ご自分で試してみてください。

第二章　ヴィパッサナー瞑想ではないもの

What Meditation Isn't

瞑想とはひとつの言葉です。皆さんはこれまでに瞑想という言葉を聞いたことがあるのでしょう。そうでなければ、本書を手にとることはなかったでしょうから。

私たちの思考は何かに関連づけられて働いており、「瞑想」という言葉を聞くと、いろいろな考えが頭に連想されるものです。

瞑想に関する本の中には的確に書かれたものもあれば、ナンセンスなものもあります。ヴィパッサナー瞑想とは関係のない別の瞑想法に関連するものもあります。

そこで先に進む前に、新しい情報がさまたげられることなく頭の中に入るよう、まず思考から誤解を取り除く必要があります。最も明らかな誤解から見ていきましょう。

ヴィパッサナー瞑想は、へその辺りを見つめることでも、秘密の言葉を唱えることでもありません。悪霊に勝つことでも、霊的な力を身につけることでもありません。瞑想しても黒帯はもらえません。瞑想をするために髪を剃る必要もありませんし、頭にターバンを巻く必要もありません。持っているものすべてを捨てて僧院に入る必要もないのです。

実際には道徳を守り、秩序のある生き方をしているなら、いますぐにでも瞑想を始め、いくらか進歩することができるでしょう。かなり勇気づけられたのではないでしょうか。

瞑想に関する本は非常にたくさんあります。そのほとんどは、特定の宗教や哲学の見解から一方的に書かれており、このことをわざわざ指摘しようとする著者はめったにいません。彼らは自分の瞑想法が一般法則であるかのように述べていますが、実際には非常に固有の方法でしかなく、特定の瞑想法に限られているのです。

さらに悪いことには、それぞれの瞑想法には複雑な理論や解釈があり、そのため互いの意見が衝突することがよくあるということです。その結果、混乱が起こります。本質とは関係のない膨大な量の余計な情報によって意見が対立し合い、混乱が途方もなく生じるのです。

本書で扱う瞑想は具体的です。ヴィパッサナー瞑想だけを扱います。ヴィパッサナー瞑想は自分の心の働きを冷静に、無執着の心で観察することです。その結果、智慧が現れるのです。目的は、目覚めることです。集中し、細かく調整された鋭い気づき（マインドフルネス）をもって、心の働きの本質を見抜くのです。

瞑想に関して多くの誤解があります。新しく瞑想を始めたばかりの方から、同じ質問を何度も受けることがあります。そうした問題はすぐに解決したほうがよいでしょう。と言いますのも、質問は出だしから進歩をさまたげうる先入観だからです。

では、これから私たちが引っ掛かっている誤解を一つひとつ取り除き、解決していきましょう。

◇誤解1　瞑想はまさにリラックスする方法である

ここでの問題は、「まさに」という言葉です。リラックスすることは瞑想の重要な要素ですが、ヴィパッサナー瞑想はそれよりも遥かに高い目的を目指しています。

ほとんどすべての瞑想法は、本質的にリラックスすることを目的にしています。心を落ち着かせることを強調し、心をひとつの対象や思考に集中させるのです。鋭く徹底的に集中するなら、深い幸福感に満ちたリラックスの状態に至るでしょう。これが「禅定」(jhāna《ジャーナ》)と呼ばれるものです。禅定では、日常生活の中で経験する喜びを遥かに超えた喜びが経験できます。非常に高いレベルの静寂です。ほとんどの瞑想法はここでストップします。禅定に達することを目的に定め、一度、禅定に達したなら、残りの人生をその経験を繰り返すことだけに費やすのです。

ヴィパッサナー瞑想はこれとは異なります。別の目的があるのです。目覚めることです。集中やリラックスは、目覚めるために必要な付随物とみなされます。先駆者であり、便利な道具であり、役に立つ補助物です。

集中やリラックスを得ることがヴィパッサナーの目的ではありません。目的は、智慧です。ヴィパッサナーは、私たちの日々の生き方を変革させて清らかにすることを目的とした深遠なる実践なのです。

集中と智慧の違いについては、第十四章で詳しく述べることにいたしましょう。

◇誤解2　瞑想はトランス状態に入ることである

世の中の瞑想法の中には、トランス状態に入ることを目的にしているものもあります。ヴィパッサナーはそれとは違います。

智慧の瞑想であるヴィパッサナーの目的は、トランス状態に入ることではありません。意識を失わせて無意識になることでも、表情のない無気力な人間になることでもありません。むしろ、その逆です。自分の感情の変化にますます敏感になるのです。これまで以上に明晰に、精密に、自己を知るようになるでしょう。

ヴィパッサナーを実践しているとき、トランス状態に入ったかのように感じることが起こるかもしれません。しかし実際のところ、それはトランス状態ではありません。たとえば催眠術にかかっているとき、被術者は催眠術者にコントロールされた状態にあります。ヴィパッサナーの実践者も深い集中の状態に入っていますが、それをコントロールしているのは他人ではなく自分なのです。表面だけが似ています。ともかくトランスに入ることはヴィパッサナーではありません。

また前にも述べましたが、禅定という深く統一した状態を得ることもヴィパッサナーの最終目的ではありません。禅定は単なる道具であり、研ぎ澄まされた気づきを高めるための踏み台にすぎないのです。

ヴィパッサナーとは、気づきを育てることであり、目覚めることです。瞑想中に気づきが働いていなければ、それは瞑想していないということなのです。

◇誤解3　瞑想は不可解な修行であり理解できるものではない

これはおおむね事実ですが、理解できないものだと言い切ることはできません。

ヴィパッサナー瞑想は、表象的な思考よりも深いところにある意識を扱います。したがって瞑想中に経験することの中には、言葉で言い表すことのできない経験もあるのです。

だからといって、ヴィパッサナー瞑想は理解できないものだということではありません。ものごとを理解するには、言葉を使うよりも深い方法があるのです。

皆さんは歩き方を知っています。でも実際に歩いているときには、神経線維と筋肉がどのような順番で接触しているかということを正確に言葉で説明することはできないでしょう。でも、歩くことはできるのです。

同様に、**瞑想も実践によって理解する必要があります。抽象的な言葉で説明できるものではありません。経験すべきものなのです。**

気づきがないなら、それはヴィパッサナー瞑想ではありません。瞑想がひとりでに進歩することはありませんし、瞑想の結果を予測することもできません。瞑想しているとき、それこそどんな経験をするかということは決して予測できないのです。瞑想は毎回が探究であり、実験であり、冒険です。はっきり言いますと、瞑想で予知感や一体感を得たと感じたなら、それはヴィパッサナーの路線から外れ、停滞のほうへ向かっている兆候です。

瞬間瞬間の現象を、この宇宙において最初で唯一の瞬間であると観察することが、ヴィパッサナーを実践するときに非常に重要なことなのです。

◇誤解4　瞑想の目的は超能力者になることである

間違いです。**ヴィパッサナー瞑想の目的は、気づきを育て、目覚めることです。**他人の心を読むことは重要ではありませんし、空中浮遊することが目的でもありません。目的は、心を解放することです。

超常現象と瞑想のあいだには関連性もありますが、それは複雑です。瞑想の初期段階では、超常現象が起こるかもしれませんし、起こらないかもしれません。直感的に何かを理解したり、前世の記憶を思い出したりする人もいれば、そうした経験をしない人もいます。いずれにせよ、これらの現象はよく発達したものではなく信頼できる能力ではありませんから、重要なものだと考えるべきではありません。

実際のところ、新しく瞑想を始めた方にとって超常現象はかなり危険です。と言いますのも、それに魅かれてしまうからです。エゴの罠にとらえられ、横道に逸れるよう誘惑されるのです。

そこで最もよい対処法は、超常現象が起こってもそれを重要だと思わないことです。超常現象が起こったら、それはそれでよいですし、もし起こらなかったら、それはそれでよいのです。

瞑想の進行過程において、いずれ超越した能力を育てるために特別な訓練をする時期がくるかもしれないでしょう。しかし、それは遥か先のことです。瞑想が十分に進歩して、深い「禅定」(jhāna)《ジャーナ》に達した後でのみ、自己をコントロールする力を失ったり人生を乗っ取られたりする危険を負うことなく、超越した能力を正しく育てることができるのです。他者の役に立つという目的にのみ、その能力を育てるのです。

このレベルのことは通常、瞑想を始めて何十年も経ってから起こることですから、いまはまったく気にする必要はないでしょう。気づきを育てることに、もっと集中してください。何か声が聞こえたり映像が見えたりしたときには、それに気づいて手放してください。そうした現象に巻き込まれないようにするのです。

◇誤解5　瞑想は危険なものだから賢者は瞑想を避けるべきである

あらゆることが危険です。道路を横断しているときバスにぶつかるかもしれませんし、シャワーを浴びているとき滑って首の骨を折るかもしれません。

瞑想をしているとき過去に起こったさまざまな不快なできごとを思い出すこともあるでしょう。長いあいだ抑圧され、埋もれている感情は、おぞましいものです。しかし、こうした感情を観察することはとても有益なことです。危険がまったくない行動などありません。だからといって、身を守るために家に閉じこもるべきでもありません。それは生きているのではなく、死んでいるのも同然です。

では、危険に対処するためにはどうすればよいのでしょうか?

それは危険がどのくらいあるのか、どこで起こりそうか、危険が起こったときどうやって対処できるか、というおおよそのことに気づき、知っておくことです。気づくこと、これが本書の目的です。**ヴィパッサナーでは、気づきを育てます。気づきには危険がありません。それどころか、危険を防いでくれるのです。**

正しく気づいているなら、瞑想は非常に穏やかに段階的に進んでいきます。落ち着いて、肩の力を抜いてください。そうすれば、とても自然に進んでいくでしょう。

強要すべきものは何もありません。やがて優れた指導者に出会い、その指導者の鋭い観察と智慧のもとで集中的に瞑想しているとき、成長の速度を速めることができるでしょう。

初めのうちはあせらないことです。徐々に瞑想に取り組んでいくなら、うまくいくでしょう。

◇誤解6　瞑想は聖者や僧侶だけがおこなうものであり、一般の人がおこなうものではない

この誤解は、聖者や僧侶を深く尊敬しているアジア諸国の人によく見られます。ちょうどアメリカ人が映画スターや野球ヒーローに夢中になっているようなものです。人は僧侶をある種の型に嵌め込み、超人として誇張し、人間が成し遂げることのできないさまざまな特徴を持っていると見ています。西洋諸国でも、瞑想に関してはいくらかこのように見る傾向があります。瞑想をする人は非凡な能力を持つ人だと思っているのです。

しかしその人と個人的に接してみれば、そのような幻想は取り除かれるでしょう。彼らは普段から努力を惜しまず、活力を持ち、生き生きと人生を過ごしていることがわかるでしょう。

もちろん聖者の多くが瞑想していることは事実です。しかし聖者だから瞑想しているのではありません。逆です。瞑想しているから聖者になるのです。瞑想は聖者に至るための方法です。彼らは聖者になる前から瞑想を始めていたのであり、瞑想しなければ聖者にはならなかったはずです。これは大切なことです。

多くの人は、道徳（戒律）を完全に身につけるまで瞑想することができないと考えているようです

が、これではうまくいきません。と言いますのも道徳を守るために欠かせない条件として、ある程度、心を制御することが必要だからです。少なくとも少しは自己を制御しなければ、いかなる道徳も守れません。壊れたスロットマシンのように止まることなく心が回転し続けているなら、自己を制御することなどとうていできないでしょう。ですから、始めから瞑想をして心をいくらか制御する必要があるのです。

仏教の瞑想に欠かすことのできない要素が三つあります。道徳（戒律）と集中と智慧です。この三つの要素は、瞑想が進むにつれて一緒に成長していきます。それぞれの要素が別の要素に影響し合い、そうやって別々にではなく、三つが一緒に育っていくのです。

ものごとを事実どおりに理解する智慧が身についたとき、まわりの人すべてをおのずと慈しむようになります。慈しみとは、自分や他人に害を与えるような悪い思考を持たず、悪い言葉を使わず、悪い行動を自然にしないことです。このようにして道徳をおのずと守るようになるのです。

問題が起こるのは、ものごとをよく理解していないときです。何かをおこなうとき、行為の結果を考えなければ失敗してしまうでしょう。道徳を完成させるまで瞑想しないという人は、絶対に起こりえない状況が起こるのを何もしないでただ待っているようなものです。昔の聖人はこう述べています。

「何もしないでただ待っている人は、海で沐浴《もくよく》するために波が静まるのを待っているようなものだ」と。

道徳と理解の関係をより明確に理解するために、道徳にはレベルがあるということを説明いたしましょう。

一番低いレベルは、他人が決めたルールや規則に従うことです。それは自分の好みの預言者が言ったことかもしれません。国家や部族の長、両親かもしれません。規則をつくったのが誰であれ、このレベルでは規則を知って、それに従いさえすればよいのです。ロボットでもできます。もし規則が単純なもので、規則を破ったときに棒で叩くなら、規則を守ることは調教されたチンパンジーにもできるでしょう。

このレベルでは瞑想をする必要がまったくありません。必要なのは規則があることと棒で叩く人がいることです。

道徳の二番目のレベルは、棒で叩く人がいなくても自分で規則に従うことです。規則を守るのは、自分が規則を理解しているからです。規則を破ったとき、自分で自分を叩くのです。このレベルでは心を少々管理することが必要になります。思考が混乱していると、行動も混乱します。心を育てることによって、心の混乱も減っていくのです。

道徳の三番目のレベルは、道徳というよりも倫理といったほうがよいかもしれません。このレベルは前の二つのレベルよりも格段にスケールが上がり、道徳にたいする姿勢がすっかり変わります。

倫理レベルの人は権威者が決めた規則に従うのではなく、気づきや智慧、慈悲が示す道に従うのです。

このレベルではユニークで、創造的で、適切な対応をするための真の理性、どんな状況においてもさまざまなことをすべて手際よくこなす能力が必要です。

さらに、このレベルで判断する人は主観を取り去る必要があります。状況を全体的に、客観的に観察し、自分と他人を同等に扱わなければなりません。言いかえると、いつも自分の都合だけを見ている欲や怒り、嫉妬などの自己中心的なガラクタから離れなければならないのです。離れたときにのみ、状況にピッタリ適した最善の行動をとることができるのです。

この段階の道徳を身につけるためには、生まれながらの聖人でないかぎり、必ずヴィパッサナー瞑想をする必要があります。ヴィパッサナー瞑想以外にこの能力を身につける方法はありません。

それから、このレベルで必要とされる問題の処理には非常に骨が折れます。もし意識レベルでさまざまな状況における複数のことを上手にこなそうとするなら、相当負担がかかるでしょう。知識では多くのことを一度に並行しておこなうことはできないのです。

しかし幸い、意識の深層部では簡単に処理することができます。瞑想によって、問題を処理することができるようになるのです。不思議な感じです。

ある日、問題が起きたとしましょう。叔父ハーマンの最近の離婚の問題に対処しなければなりません。一見、絶対に解決できないような問題に見えます。はっきりしない曖昧なことがたくさんあり、ひどく混乱して頭を悩ませます。翌日、台所で食器を洗っているとき、ひたすら洗うことに集中していると、突然、解決法が頭にパッと浮かんできます。心の深層部からパッと答えが生まれ、「あ、そうか！」と気づき、問題をうまく解決することができるのです。

このような直観が湧いてくるのは、いったん問題について考えることをやめ、心の深層部に問題を解決させるスペースを与えるときだけです。表層の意識的な思考は問題解決をさまたげます。ヴィパッサナーによって、思考のプロセスから離れる方法を身につけることができるのです。

ヴィパッサナーは、エゴから生じる思考から抜け出るための心のスキルであり、日々の生活において非常に役立つものです。これは修行者や出家者だけに限られたものではなく、すべての人に関係があることです。日々起こってくるできごとに注意を向け、日常生活ですぐに適用できる役に立つスキルなのです。ヴィパッサナーは日常生活からかけ離れたところにあるものではありません。

残念なことに、この事実を理解することができない人もいます。彼らは瞑想をすれば瞬時に天使の合唱で満たされた宇宙の啓示が聞こえるといった期待を持って瞑想を始めます。しかし、瞑想で最初に得られるものはたいてい心のゴミをより効率よく捨てる方法や、いまよりも少し上手に問題に対処することができるといったことです。心のゴミを捨てることが初めにくるのであり、大天使の声〔善い結果〕は先になります。彼らは期待が叶わず、不必要に落ち込むのです。

◇誤解7　瞑想は現実から逃避することである

間違いです。**ヴィパッサナー瞑想は、真正面から現実に直面することです。**人生の苦しみと無関係でいることではありません。瞑想によって、人生のあらゆる面を深く探究できるようになります。苦しみを洞察し、苦しみを乗り越えることができるのです。

ヴィパッサナーは、「現実を直接観察する」という明確な目的を持つ実践法です。人生をあるがまま十分に経験し、生じてくるものに正しく対処するための瞑想なのです。

瞑想することで幻想が吹き飛ばされ、いつでも自分の心に言っている小さな嘘をつくことがなくなります。あるものはあるのです。自分は自分です。もし自分の欠点や動機をごまかしているなら、幻想にさらにきつく縛られるでしょう。

ヴィパッサナー瞑想は、自分を忘れたり、問題を隠したりすることではありません。自分自身をあるがままに観察し、あるものをそのままきちんと受け入れることを学ぶことです。そうすることによってのみ、心を改善することができるのです。

◇誤解8　瞑想はよい気分になるためのうってつけの方法である

これはイエスでもありノーでもあります。瞑想中、心地よい幸福感が生まれることもあるでしょう。しかし、それを得ることがヴィパッサナーの目的ではありません。また、心地よい幸福感はいつでも得られるものでもありません。よい気分になることを狙って瞑想するなら、気づきを育てるという目的を持って瞑想するよりも、よい気分を味わえる可能性は低くなるでしょう。

幸せなよい気分はリラックスした心から生じてくるものですし、リラックスは緊張がなくなったときに生じてくるものです。瞑想をして幸せになろうとすることは、逆に瞑想に緊張を持ち込むことになります。瞑想中ずっと緊張することになるのです。矛盾していますが、幸せが得られるのは幸せを求めていないときだけです。

幸せな気分を味わうことがヴィパッサナー瞑想の目的ではありません。幸せな気分はしばしば生まれるでしょうが、それは副産物とみなすべきです。と言いましても、これは非常に心地よい副産物であり、瞑想が進めば進むほど、ますます幸せになるのです。瞑想が進んでいる人に聞けば、このことについて反対する人はいないでしょう。

◇誤解9　瞑想は利己的なものである

たしかにそう見えるかもしれません。瞑想をしている人は小さな座布団にじっと坐っています。外へ出て献血をしていますか？　いいえ、していません。被災者を助けるために忙しく働いていますか？　いいえ、働いていません。なぜ座布団に坐って瞑想しているのでしょうか？　その動機を調べてみましょう。

瞑想をしている人は自分の心に生じる怒りや偏見、悪意を取り去るために瞑想しています。欲やいらだち、無神経さを積極的に取り去ろうとしています。こうした悪い感情が、他者への慈しみをさまたげているのです。悪い感情がなくなるまでは、どんなに善い行為をしようとも、それは単に自分のエゴの延長線上にある場合が多く、長い目で見ればあまり役に立ちません。

人は援助という名のもとで他者を傷つけています。これは策略の中でも最も古いもののひとつです。たとえば、スペインの異端審問の宗教裁判長は裁判のとき非常に立派な考えをとうとうと述べていましたし、セイラムの魔女裁判は「公共の利益」を目的にして実施されました。

他方、瞑想が進んでいる人の私生活を見てみますと、他人のために貢献している人が多いことがわかります。特定の人だけの利益のために偽善的な考えを持って改革運動に参加する人はめったにいないのです。

実際のところ、私たちは自分が考えているよりも利己的です。エゴを野放しにすれば、立派な行為さえもガラクタになってしまうでしょう。

そこで、ヴィパッサナー瞑想をして自分のエゴから生まれてくるたくさんの小さな行為を自覚することによって、あるがままの自分に気づくようになります。それで心の根本から本当にエゴがなくなり始めます。**心のエゴを取り除くことは、利己的な行為ではないのです。**

◇誤解10　瞑想とは坐って立派な考えを思いめぐらすことである

間違いです。この種の瞑想法は別にあり、それはヴィパッサナーではありません。**ヴィパッサナーは気づきの実践であり、究極の真理であろうと、つまらないゴミであろうと、自分の心と身体に生まれるものは何であれ、気づくことです。**

あるものは、あるのです。もちろん立派な思考も瞑想中に生まれるかもしれません。生まれたとき、それを避ける必要はありませんが、追いかける必要もありません。それらは単なる心地よい副産物にすぎないのですから。

ヴィパッサナーの実践法はシンプルです。自分の心と身体に生じるできごとを、主観を入れず、妄想をせずに、直接経験することです。偏見を持たずに瞬間瞬間の現象を観察することです。生じたものは生じたのです。とてもシンプルです。

◇誤解11　数週間瞑想すればすべての問題がなくなる

残念ですが、瞑想は即効性のある万能薬ではありません。**ヴィパッサナー瞑想を始めたとき、すぐに変化の現れることがわかるでしょうが、真に深い効果が現れるのは何年も先になるでしょう。**価値あるものを一晩で成し遂げることはできません。宇宙はそのように成り立っているのです。

ヴィパッサナー瞑想は、ある意味きついものです。長いあいだの訓練が必要ですし、その過程では、きつい経験をすることもあるでしょう。坐る瞑想をするたびに何かしら結果が得られるでしょうが、そのほとんどは微細な変化です。変化は心の深いところで起こっており、かなり後になるまで表面に現れてきません。

もし瞑想中、大きな変化がすぐに得られることを求めているなら、結局は小さな変化を見落としてしまうでしょう。やる気をなくしたり、あきらめたり、瞑想しても意味がないと考えて、やめてしまったりするでしょう。

忍耐が鍵です。忍耐してください。たとえ瞑想で効果が得られなくても、忍耐力が身につくでしょう。忍耐は、私たちが根底から心を改善するために欠かせない重要な要素なのです。

第三章　ヴィパッサナー瞑想とは

What Meditation Is

瞑想とはひとつの言葉です。言葉というものは、話し手によってさまざまな意味で使われるものです。これは一見、些細なことのように思えますが、些細なことではありません。それぞれの話し手が瞑想という言葉で何を指しているかを正しく見分け、理解することは、非常に重要なことなのです。世界中のどの文化にも、おそらく瞑想と呼ばれる精神の訓練法が何かしらあるでしょう。しかし、これは瞑想という言葉をどのように定義づけているかということで意味が異なってきます。

瞑想にはさまざまな方法があります。それに関する本も出版されていますから、ここではすべての瞑想法について述べることはしません。本章では西洋の読者のあいだでよく知られているもの、また瞑想という言葉に最も馴染みがあるものに限定して少し述べたいと思います。

ユダヤ・キリスト教には、祈りと黙想という二つの重複する実践法があります。祈りは霊的存在に直接話しかけることであり、黙想はある特定の対象、たいていは宗教の教義や聖典の言葉について長時間、意識的に熟考することです。

心を育てるという観点から見ますと、どちらも集中瞑想になります。祈りや黙想をすることによって、次々に押し寄せてくる思考の渦がいったん抑えられ、心がひとつの対象に集中します。その結果、心が深く落ち着き、身体の代謝がよくなって、心に安らぎや幸せが得られるのです。

ヒンドゥー教の瞑想のひとつにヨーガがあります。これも純粋な集中瞑想です。伝統的な基本の瞑想法はひとつの対象——石やロウソクの炎、音節など——に心を集中させ、あちこちにさまよわせないようにして瞑想します。基本を習得した修行者は、さらに瞑想を進めるために読経やさまざまな宗教的イメージ、身体のエネルギー経路など、より複雑な対象に心を集中させます。

対象がどれほど複雑なものであろうと、これらはどれも純粋な集中瞑想にすぎないのです。

仏教でも、集中力を身につけることはとても価値があると考えています。しかし集中力よりも重点が置かれる重要な要素があります。それは、気づき（マインドフルネス）です。仏教の瞑想の目的は、気づきを育てることであり、集中力はこの目的に達するための道具として用いられるのです。

仏教は非常に広範であり、気づきを育てるという目的に達するための実践法がいくつかあります。

禅の瞑想には二つの異なる方法があります。ひとつは、意志の力のみによって心を直接見ることです。坐ります。ただ坐るのです。つまり、坐っているという純粋な意識以外、ほかのことはすべて心から捨て去るのです。とても簡単に聞こえるでしょう。でも簡単ではありません。ちょっと試してみれば、これがいかにむずかしいことかがわかるでしょう。

禅のもうひとつの方法は、臨済宗で主に実践されていますが、心を騙して思考しないようにさせ、意識的な思考から純粋な心へと導く方法です。これは修行者に解決できないような難問を与え、それでも修行者はその難問を解かなければならず、ものすごく不快な状況に身を置かせることによっておこなわれます。修行者は不快な状況から逃げることができませんから、その瞬間の経験に逃げ込むしかありません。そこ以外どこにも逃げるところはないのです。

禅は厳しい修行です。多くの人に効果はあるでしょうが、非常に厳しいのです。

密教（タントラ仏教）は、禅とはほぼ反対の方法です。思考、少なくとも私たちの日常の意識的な思考はエゴが現れたものであり、エゴとは私たちが通常自分だと思っている「私」のことです。意識的な思考は、自己概念に密接に結びついているのです。

自己概念またはエゴは、純粋な認識プロセスの流れに人為的に貼りつけた感情や妄想、イメージの流れにすぎません。このエゴを壊すことによって純粋な気づきを得ることが、密教の目的です。

その目的に達するために観想します。修行者は、何か特定の宗教的イメージをひとつ観想の対象に選びます。たとえば密教の神仏の中から何かひとつ対象に選ぶのです。そしてその存在になるくらい対象を深く観想します。自分のアイデンティティを脱ぎ捨て、対象のアイデンティティを新しく身につけるのです。これにはしばらく時間がかかりますが、効果はあるでしょう。

このプロセスのあいだ、修行者はエゴがどのように組み立てられ、どのように形成されるのかを観察することができます。自分のエゴを含めたあらゆるエゴの利己的な性質を理解して、エゴの束縛から逃げるのです。

修行者はエゴを持つか、持つことを選んだ場合は——自分のエゴか、自分が身につけたい他の誰かのエゴか――あるいはエゴを持たないか、という状態に置かれます。その結果、純粋な意識が得られるのです。これも決して簡単な修行ではありません。

ヴィパッサナーは、仏教の瞑想の中で最も古い瞑想です。これはブッダご自身が直接教えられた『念処経』(Satipaṭṭhāna sutta《サティパッターナ スッタ》) に記されています。

ヴィパッサナーを実践することで、気づきまたはマインドフルネスが直接かつ段階的に育っていきます。これは何年もかけて一歩一歩進んでいくものです。自分という存在を鋭く探究するために、注意深く気づきを向けます。実践者は日々の絶えまない経験の流れに、ますます気づき、目覚めるよう訓練するのです。

ヴィパッサナーは、穏やかですが完成された完璧な実践法です。古くから体系化された「心を育てる方法」であり、自分が実際に経験していることに、より鋭く気づけるようになることを目的とした実践法です。マインドフルに見、注意深く聞き、気をつけて味わい、敏感に匂い、十分に触れます。さらに、さまざまな経験の変化にしっかり気づくのです。思考にとらわれず、思考に気づくのです。

ヴィパッサナー瞑想の目的は、現象の「無常・苦・無我」の真理を見ることです。私たちは「無常・苦・無我」をいつも見ていると思っているかもしれませんが、それは錯覚です。実際には、波のように絶えず流れている日々の経験に気づくことはほとんどありません。眠っているのと同じです。

愚かにも、自分が「気づいていない」ことにもほとんど気づいていません。矛盾しているのです。

気づきをとおして私たちはエゴの奥にある、ありのままの自分にゆっくりと目覚めていきます。生きるとは本当はどういうことかに目覚めます。人生は、よいこともあれば悪いこともあるという単なる浮き沈みの連続ではありません。それは幻想です。ありのままに正しい見方で見るなら、生きることにはもっと深い特徴があるのです。

ヴィパッサナーは心のトレーニングであり、いままでとはまったく異なる新しい方法で世の中を生きることを教えてくれます。実践することで初めて、自分に実際に起きていることや、自分のまわりで起きていること、心で起きていることを学ぶことができるのです。これは自己発見のプロセスです。経験しながら、あるがままに観察する実践法なのです。

実践には次のような心構えが必要です。

「いままで教わったことは脇に置いておきます。理論や先入観、固定観念は忘れます。私は人生の本質を理解したい。生きるとはどういうことかを本当に知りたい。〝生〟の深遠なる本質を理解したい。誰かが言ったことをただ鵜呑みにするのではなく、自分の目で真理を確かめたい」と。

このような心構えで瞑想を続けるなら、成功するでしょう。瞬間瞬間流れて変化している現象を、客観的にあるがままに観察していることに気づくでしょう。そして、人生は言葉で言い表せないほどすばらしく豊かなものになります。これは自ら実践して経験すべきものなのです。

智慧の瞑想のことを、パーリ語で「ヴィパッサナー・バーワナー」(vipassanā bhāvanā) と言います。

バーワナー (bhāvanā) は「成長する」「なる」という意味のブ (bhu) という語根に由来していま す。バーワナーは「育てる」という意味で、いつでも心に関連して使われます。したがって、バーワナーは「心を育てる」という意味になるのです。

ヴィパッサナー (vipassanā) は二つの語根に由来しています。パッサナー (passanā) は「観る、観察する」という意味です。ヴィ (vi) は複雑な意味合いを持つ接頭辞で、大雑把には「特別な方法で」「特別な方法をとおして」と訳されています。

そこでヴィパッサナー (vipassanā) の全体の意味は、ものごとを明確かつ精密に観察すること、一つひとつの現象を区別して見ること、ものごとの最も根本的な本質を理解するために始めから終わりまで鋭く洞察することをいいます。このように観察することで、何を観察しても、ものごとの本質を観ることができる智慧が現れるのです。

そしてこれら二つの語を合わせたヴィパッサナー・バーワナー (vipassanā bhāvanā) は、「智慧と正しい理解を得るために特別な方法で観察して心を育てる」という意味になります。

ヴィパッサナー瞑想で、私たちは人生を特別な方法で観察する能力を育てます。ものごとの本質をあるがままに見られるよう、自分自身を訓練するのです。この特別な認識方法を「気づき（マインドフルネス）」と言います。

気づきは、私たちが普段見ている見方とはまったく異なります。本当のことを言いますと、私たちは通常、自分の目の前にあるものをよく見ていません。思考と概念のスクリーンを通して見ているのであり、そのようにして見たものを事実だと誤解しているのです。

絶えまなく流れている思考にあまりにもとらわれすぎているため、真実に気づくことがありません。日々の活動に夢中になって時を過ごし、楽しみや喜びをひっきりなしに追い求め、苦痛や不快からひたすら逃避することにとらわれています。気分がよくなることや、恐怖を隠すこと、絶えず安全を探し求めることに、全エネルギーを注いでいるのです。

その一方で、真実というものも流れていますが、私たちはそれに触れることも経験することもありません。

ヴィパッサナー瞑想では、楽をさらに得ようとする絶えまない衝動にとらわれることなく、真実を直接見られるよう、自分自身を育てます。皮肉なことに、楽を求めないときにのみ本当の幸せが得られるのです。これもまた矛盾した状況です。

楽を得たいという強い欲望をやわらげるとき、真の充実感が生まれてきます。せかせかとあわただしく満足を追い求めるのをやめるとき、本物の「生」の美しさが現れます。妄想を入れずに真理を探究するとき、苦しみや危険はすべてなくなり、真の自由と安全が得られるのです。

このことを皆さんに教え込むことはできません。これは誰もが観察できる真実であり、自分で確かめ、また確かめるべきものなのです。

仏教には二五〇〇年もの歴史があります。古くからあるこの教えは、非常に価値あるものです。仏教の基本的な姿勢は、あくまでも自ら実践して経験する経験主義あり、反権威主義的なものです。ゴータマ・ブッダはまったく型に嵌まらない人物で、無意味な伝統やしきたりには真っ向から反対されていました。

ブッダは教えを独断的な教義として説いたのではありません。各個人が自分で探究するための課題として説かれたのです。

ブッダはすべての人に「来て、自分で確かめてください」と呼びかけています。また弟子たちには「自分の頭の上に他人の頭を置かないように」とおっしゃいました。つまり他人が言ったことを鵜呑みにせず、自分で確かめなさいという意味なのです。

本書をお読みになるときも、ひと言ひと言そのような気持ちで読んでいただきたいと思います。仏教の僧侶が話しているからといって、やみくもに信じるべきではありません。ヴィパッサナーは盲目的な信仰とはまったく無関係です。経験に基づいて真理を観察することなのです。

本書の解説どおりに認識モードを調整してみれば、自ら確かめることができるでしょう。自分で確かめること、それだけが真理を確信する土台になります。智慧の瞑想は、本質的に個人で探究して発見するものなのです。

とは言ったものの、ここでちょっと仏教の重要な柱になる概要をいくつか簡単にご紹介いたしましょう。これについては詳しく書かれている本がほかにありますので、ここでは詳しく述べませんが、ヴィパッサナーを理解するのに欠かせないポイントですから、本書でも少し述べておくことにいたします。

仏教の観点から見ますと、私たち人間は非常におかしな生き方をしています。あらゆるものは無常で変化しているのに、無常なるものを永遠と見ているのです。しかし変化は常に起こっており、ずっと変わり続けているのです。

いまこの本を読んでいるあいだも身体は老化しています。でも誰もそのことに気づいていません。皆さんが触れているこの本は古くなりつつあります。印刷された文字は徐々に色褪せていますし、紙は弱くなっています。まわりの壁も老朽化しています。壁の分子一つひとつが途轍もない速さで振動しています。あらゆるものは変化し、古くなり、ゆっくり分解しているのです。

しかし、そのことにまったく気づいていません。そしてある日、見まわします。肌にシワができていることや関節が痛むことに気づくのです。本は黄ばんでいますし、建物は壊れつつあります。失われた青春を懐かしく思ったり、持っているものがなくなったときには悲しくなります。こうした痛みはどこから生じているのでしょうか？

すべて気づきがないことから生じています。人生をしっかり見ていませんでしたし、絶えず変化している世の中を、過ぎ去るものとして観察していなかったのです。心が構築したもの――「私」「本」「建物」――などを集めて、それらが固体であり実体があるものだと思い込み、永遠にあると決め込んでいたのです。でも、何ひとつ永遠のものはありません。

しかしヴィパッサナーを実践すれば、絶えまない変化に気づくことができます。人生を、常に流れ続けている動きとして認識できるようになります。すべての条件づけられたものが絶えず流れているのを見ることができるようになります。皆さんにもできます。これは時間の問題であり、訓練の問題なのです。

人の認識の習慣は、ある意味、非常に愚かです。実際に感受しているすべての感覚のうち九九パーセントを無視し、残り一パーセントを個別の対象として固定させています。その後、自分がプログラムしているお決まりのやり方で対象に反応するのです。

例をあげましょう。穏やかな夜の静寂の中、ひとりで坐っています。犬が遠くでほえています。このこと自体はよいことでも悪いことでもありません。また、静かな海からうねり寄せる波の音が聞こえてきます。さまざまなパターンの波の音が心地よく耳に入ってきて、それらは神経系内でまばゆい刺激に変換されます。

この認識のプロセスを「無常・苦・無我」を見るために使うべきです。私たちは「無常・苦・無我」をまったく無視する傾向があります。「無常・苦・無我」を見ずに、認識したものを心に固定させるのです。対象に自分がつくったイメージを貼りつけて、それに関するさまざまな感情や概念を回転させているのです。

犬がほえているのが聞こえたとき、「またあの犬だ。夜になるといつもほえている。なんて迷惑な犬だ。毎晩ほんとに煩わしい。なんとかしたほうがいい。警察に電話しようか。いや、犬の捕獲員に知らせたほうがいい――。犬の保護施設に電話しよう。待てよ、犬の飼い主に迷惑だという手紙を書こうか。いやいや面倒を起こしすぎる。ならば自分が耳栓をすればいい」

これらは単なる認識のクセであり、心のクセにすぎません。私たちは子どもの頃、まわりの人の認識の習慣をまねることによって、このように反応することを身につけてきました。この認識の反応は、生まれつき神経系の構造にそなわっているものではありません。回路はありますが、心という道具を使うことのできる方法は、ほかにもあるのです。後から身につけたものは、生まれつきそなわっているものとは異なります。

そこで最初のステップは、自分がおこなっていることにそのまま気づくこと、そして客観的に、静かに観察することなのです。

仏教の観点から見ますと、私たち人間は人生を逆さまに見ています。本来、苦しみを引き起こす原因となるものを、幸福と見ているのです。

前にも述べましたが、苦しみの原因は欲と怒りです。これはどんなものからでも生まれてきます。かっこいい男性や魅力的な女性、高速モーターボート、焼きたてのパンのいい匂い、後ろにピッタリついて走るトラックなど。それがいかなるものであれ、私たちが次にすることは、その刺激にたいして感情的に反応することです。

悩みを例にあげましょう。私たちには悩みがたくさんあります。悩み、それ自体が問題です。悩みはプロセスであり、段階があります。固定的なものではなく、プロセスなのです。

そこで私たちがすべきことは、悩みが始まる最初の部分、行為が始まる最も先端、つまりプロセスが流れ始めるちょうど最初のところを見ることです。

悩みのプロセスの先端は、「つかむこと・拒否すること」です。何か現象が心に生まれるとすぐ、心は心理的にそれをつかむか拒否しようと反応します。これが悩みを作動させるのです。

幸運にも、このメカニズム全体を避けるためにヴィパッサナー瞑想という便利な方法があります。私たちはこれを使うことができるのです。

ヴィパッサナー瞑想は、認識のプロセスを極めて精密に観察する方法です。何にも執着しない静かな心で、思考や認識が生じてくるのを観察します。落ち着いた明晰な心で、刺激にたいする自分の反応を観察することを身につけます。感情反応そのものに巻き込まれることなく、反応していることをただ観察するのです。観察するなら、感情的な反応は徐々になくなっていくでしょう。

また、ヴィパッサナーに取り組んでいても、結婚など世俗の生活を続けることもできますし、あるいは世俗から離れることもできます。いずれにしても苦しむことはないでしょう。

思考の性質である雑念や妄想から離れることによって、「真実を見る」というまったく新しい見方が現れます。これはパラダイムシフトです。ものごとの見方が劇的に変化し、認識メカニズムがすっかり変わります。これによって妄想から解き放たれるという幸福がもたらされるのです。

このような徳があることから、仏教は妄想しないで見る見方を人生の正しい見方とし、仏典には「ものごとをありのままに見る〔如実知見《にょじつちけん》〕」と記されています。

ヴィパッサナー瞑想は、「事実をあるがままに見る」という新しい見方が少しずつできるようになる心のトレーニング法です。この新しい見方によって、事実を歪めている最たるもの、「私」についての新しい見方が生まれてきます。精密に観察するなら、どの認識にも「私」という概念を入れていることに気づくでしょう。

私たちは思考や感情、感覚の渦の一部だけを取り出して、それを思考の構成要素の中に固定させます。そこに「私」というラベルを貼り付けるのです。その後ずっとこの「私」を、まるで固定的で永続するものであるかのように扱います。「私」を、他のすべてのものから切り離されたものとして見るのです。

普遍的な真理である変化の流れから自分を切り離し、なんて自分は孤独なのかと嘆きます。生来そなわっている他のすべての生命とのつながりを無視して、「私」は「私」のためにもっと多くのものを手に入れなければならないと決めつけます。そして、人はなんと欲深く冷酷なのだろうと言うのです。これが続きます。世の中の悪い行為や冷酷なできごとはすべて、他のすべてのものと切り離した「私」という錯覚から生じているのです。

そこで、「私」という、このひとつの概念の錯覚を吹き飛ばすなら、自分の内なる世界はすっかり変わるでしょう。でも、一夜にしてすべてが変わることを期待しないでください。私たちは「私」という概念をつくりあげながら一生を過ごしています。考えるたびに、話すたびに、行為をするたびに、概念を強めているのです。その概念を一瞬のうちに吹き飛ばすことなど、とうていできません。しかし時間と気づきを十分に注ぐなら、概念は消えていくでしょう。ヴィパッサナー瞑想は、この概念を解消するプロセスです。ただ観察するだけで、概念が少しずつ壊れていくのです。

「私」という概念は、瞬間瞬間流れています。私たちはいつでも「私」を入れているのです。そこで、ヴィパッサナーを実践することで「私」を入れていること、いつ、どのように入れているかを観察することができるようになります。これは、雲が澄みきった空を通り過ぎていくようなもので、観察することでこの概念は徐々に消えていくでしょう。私たちは状況に応じてその概念を使うか使わないかの判断ができるようになります。駆り立てられた衝動はなくなります。選択することができるのです。

これまで述べてきたことはすべて重要な智慧です。どれも人間存在の根本的な問題への深い智慧なのです。こうした智慧はすぐに現れることはありません。相当な努力が必要なのです。

しかし結果はすばらしい。人生ががらりと改善します。人生の一瞬一瞬が変わるのです。この道を最後まで歩む実践者は、心が完全に清らかになり、すべての生命を純粋に慈しむようになります。苦しみは完全に消滅するでしょう。

これは些細な結果ではありません。善い結果は覚りに達してから得られるのではありません。まさにいまから始まるものであり、何年もかけて積み上げていくものです。

善い徳には蓄積するという特徴があります。ヴィパッサナー瞑想をすればするほど、自分の存在の本質を知るようになります。瞑想に時間を費やせば費やすほど、心の衝動や意志、思考、感情を、生じたまま落ち着いて観察する能力が高まっていきます。心の解放に向かってどのくらい進歩したかということは、ヴィパッサナー瞑想を実践した時間で測られるのです。

それから、瞑想の過程でもう十分だと思ったときには、いつでもやめることができます。瞑想は誰かに命令されておこなうものではありません。生きることの本質を探究しよう、自分自身と他者の生き方を向上させようと、自らが求めていくものなのです。

ヴィパッサナー瞑想は本質的に経験すべきものです。理論ではありません。瞑想するにつれ、自分に実際に起きていることや感じていることに鋭敏になっていきます。これは、生きるとは何かと高尚なことを考えながら漫然と時を過ごすことではありません。

「生きること」です。ヴィパッサナー瞑想は、生きることを学ぶことにほかならないのです。

第四章　心の姿勢

Attitude

前世紀、西洋では科学の分野において驚くべき発見をしました。私たちが見ているものは、自分の見方によって変わります。自分の見る見方によって、見るものが変わってしまうのです。たとえば、電子は極めて微細なものです。道具がなければ電子を見ることはできませんが、道具は観察者の見方に影響を与えるのです。

ある見方で見ると、電子は粒子で、一定の軌道上を運動している硬い小さな球状に見えるでしょう。また別の見方をすれば、電子は波のように見えます。固定していません。あちこちで光り、揺れ動くものとして見えるのです。

電子は物体というよりも現象です。観察者は自分の観察の仕方で現象を見ることになります。この問題を避けることはできません。

東洋の科学では、ずいぶん前からこのことに気づいていました。心とは一連の現象であり、観察者は自分の心を観察するたびに現象を経験します。瞑想は、経験しながら観察することです。観察するものは、実践者の観察の仕方に影響されます。ヴィパッサナー瞑想では、見る対象は自分自身であり、それは自分がどのように見るかということに左右されるのです。

このように瞑想のプロセスは非常に繊細な働きです。瞑想の結果は瞑想する人の心の状態によって全面的に変わるのです。

そこで次にあげる項目は、瞑想で成功するために欠かせない心の姿勢です。すでに述べた項目もありますが、ここでもう一度、他の項目と一緒に述べることにいたしましょう。

1　何も期待しない

リラックスして何が起こるかを観察してください。これは実験です。実験にたいして積極的に興味を持つようにしますが、よい結果を期待して心を散乱させないようにしてください。

さらに言うと、いかなる結果も期待しないことです。すぐに結果を得たいとか、このようになりたいなどと、瞑想の方向性を自分勝手に決めないようにしてください。瞑想そのものから学ぶのです。

気づき（マインドフルネス）は、現実をありのままに見ようとします。それが自分の期待と一致するかどうかは別として、先入観や思考はすべて一時的に停止する必要があります。瞑想中は自分のイメージや意見、解釈は外しておいてください。そうしなければ、そうしたものにつまずいてしまうでしょうから。

2　無理しすぎない

無理しすぎないでください。強要したり、過度に頑張りすぎたりしないように。瞑想は無理強いするものではありません。異常なほど激しく頑張る必要はないのです。リラックスし、落ち着いて、たんたんと努力してください。

3　あせらない

いそがず、じっくり関わるようにしてください。落ち着いて坐り、まる一日費やすかのように坐るのです。真に価値あるものを育てるためには時間がかかるものです。忍耐、忍耐、忍耐です。

4　執着しない・拒絶しない

生じるものを生じさせ、生じたものが何であろうと観察してください。好ましいイメージが生じたら、それはそれでよいですし、嫌なイメージが生じたら、それもそれでよいのです。あらゆるものを同等に観察して、何が起きても楽な気持ちでいてください。経験しているものと闘わず、すべてのことをマインドフルに観察するのです。

5　手放す

生じてくる変化をすべて流れ去っていくまま放っておいてください。力を抜いてリラックスするのです。

6　生じたものすべてを受け入れる

感じていることを受け入れてください。受け入れたくない感覚も受け入れるのです。経験していることを受け入れてください。嫌な経験も受け入れるのです。自分の欠点や失敗したことが心に浮かんできても、自分を責めないように。心の現象をすべて、まったく自然であり、理解できるものとして観察することを学びましょう。経験していることは何であれ、常に平静な心で受け入れるようにするのです。

7　自分を思いやる

自分に優しくしてください。自分は完璧ではないかもしれません。でも、自分の心に取り組めるのは、自分しかいないのです。これからの自分をつくるプロセスは、まず自分を全面的に受け入れることから始まるのです。

8　自分で調べる

あらゆるものに疑問を持ってください。何事においても当然のことだと思わないように。賢そうだから、聖職者が言ったから、知的で敬虔に聞こえるからという理由で、その人の話を鵜呑みにしてはなりません。自分で確かめるのです。

これは心がひねくれているとか、生意気とか、相手を見下しているという意味ではありません。自分で確かめて経験すべき、という意味です。他人が言ったことはすべて一度自分で実際に確かめて、その確かめた結果を真理への指針にするのです。

智慧の瞑想は、真理に目覚めたい、存在のシステムから解放される智慧を得たい、という内なる意欲を目覚めさせます。私たちの瞑想の進み具合は、真理に目覚めたいという意欲にかかっているのです。この意欲がなければ、瞑想はうわべだけのものになるでしょう。

9　あらゆる問題をチャレンジと見る

嫌なことが起こったとき、その現象は自分が学び、成長するための機会であると考えてください。嫌なことから逃げず、自分を責めず、非難せず、黙り込んで問題の重荷に押しつぶされないようにしてください。

皆さんはいま何か問題を抱えていますか？　すばらしい。絶好のチャンスです。喜んでください。その問題に直面し、研究してみてください。

10　考え込まない

すべてのことを考える必要はありません。いくら考えても問題から逃れることはできないでしょう。瞑想中、言葉を使わず、ありのままに観察し、マインドフルに気づくことによって、心は自然に清らかになっていきます。心を束縛している汚れを取り除くのに、考えることは必要ありません。必要なのは、概念を入れずに現象を明確にありのまま見ること、そしてその現象がどのように作用しているかを見ることだけです。心の汚れをなくすには、それだけで十分です。概念や思考は邪魔になるだけです。考えないでください。観るのです。

11　比べない

人のあいだには「差」がありますが、「差」にこだわると危険です。気をつけなければ、傲慢に陥るでしょう。

ふつう人の思考は、欲や嫉妬、高慢でいっぱいです。街で他の人を見るとすぐ「あの人は自分よりもかっこいい」と思うこともあるでしょう。瞬間的に心に妬みや悔しさが生まれたのです。女性なら「あの人よりも私のほうがきれいだ」と思うかもしれません。見た瞬間に高慢が生まれてしまうのです。

比べるということは心のクセであり、比べることから欲や羨望、高慢、嫉妬、憎しみなど悪い感情が次から次へと生まれてきます。これは汚れた未熟な心ですが、私たちはいつでもやっています。自分の外見や成功、達成、財産、所有物、そして知能指数までも他人のものと比べるのです。比べた結果、また汚れた感情が生じます――他人と自分のあいだに壁ができ、対立や反感が生まれるのです。

そこで私たちがすべきことは、比べるという悪いクセを徹底的に観察してそのクセをなくすこと、そして善い習慣に入れかえることです。自分と他人の違いに注目するのではなく、共通しているところに注目するよう心を育てます。すべての生命に共通する普遍的な要素や、他者に近づけるところに注目するのです。

共通点に注目するなら、たとえ比べたとしても、それは対立ではなく親しみにつながるでしょう。

生命に共通する普遍的な要素に、「呼吸」があります。すべての脊椎動物は本質的に同じ方法で呼吸していますし、どの生命も何らかの方法で体内と外界とのガス交換をおこなっています。これが、瞑想の主要な観察対象として呼吸が選ばれる理由のひとつです。実践者は、生来そなわっている他の生命とのつながりを理解するための手段として、自分自身の呼吸を探究するのです。

だからといって、生命のあいだにある差をすべて無視するという意味ではありません。差はあります。でも差に強く注目することをやめ、すべての生命に共通する普遍的な要素に注目するようにするのです。

次の方法で観察することをおすすめします。

対象を観察するとき、通常やっている自己中心的な見方ではなく、認識のプロセスを観察します。

対象が、自分の感覚や認識にどのような作用をするのかを観察します。生じてくる感覚と、その後に続いて起こる心の働きを観察します。さらに結果として心に生じる変化を観察するのです。

このプロセスで現象を観察するとき、現象の普遍性に気づくことが大切です。つまり、最初に認識した後すぐに、「苦」か「楽」あるいは「不苦不楽」の感覚が生じます。この三つの感覚は普遍的な現象です。自分の心に生じるように、他の生命の心にも生じるのです。このことを明確に見るようにしてください。

「苦・楽・不苦不楽」の感覚に続いて、さまざまな反応が生まれてきます。欲や貪り、嫉妬を感じるかもしれません。恐怖や悩み、あせり、退屈を感じるかもしれません。こうした反応も普遍的なものです。反応を確認し、それらが普遍的なものであることを理解してください。反応することは人にとってごく普通のことであり、誰にでも生じるものだということを理解するのです。

この比べ方を聞いたとき、最初は強引で不自然なように感じるかもしれません。でもこの方法は、私たちが通常やっているやり方と同じくらい自然な方法なのです。ただ慣れていないだけです。実践するにしたがって、この方法は、私たちが普段やっている差に注目する自己中心的な方法と入れかわります。やがて、こちらのほうが遥かに自然だということが感じられるでしょう。その結果、非常に理解力のある人になり、他人の失敗を見ても腹を立てることがなくなります。すべての生命と調和するほうへと進んでいくのです。

第五章
実践
The Practice

瞑想の対象にはさまざまなものがありますが、基本的な集中力をいくらか身につけるために、呼吸に集中することから始めることを強くおすすめします。

このとき覚えておかなければならないことは、呼吸に深く没頭することや精神集中のテクニックを身につけることが目的ではないということです。

ヴィパッサナー瞑想では、気づき（マインドフルネス）を実践します。そのために集中力が、ある程度必要なのです。私たちは真理に目覚めるために気づきを育て、洞察力と智慧を身につけようとしています。心と身体の働きをあるがままに理解しようとしています。そして精神的な煩わしさをすべて取り去って、安穏と幸福に至ろうとしているのです。

ものごとをありのままに見ないかぎり、心は清らかになりません。この「ありのままに見る」という言葉には非常に深い意味がありますが、曖昧な言葉でもあります。瞑想の初心者の中には、どういう意味かわからない方も多いのではないでしょうか。と言いますのも、ありのままに見られるのは視力がよい人だと思っているところもあるからです。

「ありのままに見る」という言葉を、ヴィパッサナー瞑想から得られる智慧の立場から使うとき、これは普通の目でものごとを表面的に見るという意味ではありません。智慧の目で見るという意味になります。

智慧で見るとは、欲や怒り、無知から生じる先入観や偏見を入れずに心と身体に生じる現象を見るということです。

ふつう私たちは、自分にとって好ましくないものにたいしては無視する傾向がありますし、好ましいものにたいしては執着する傾向があります。そうなるのは、心がたいてい欲と怒りと無知に影響されているからです。エゴや我《が》、意見などが、ありのままに見ることをさまたげ、判断を歪めているのです。

身体の感覚をマインドフルに観察するとき、それを心の感情と混同しないように気をつけてください。身体の感覚は、感情に関係なく生じうるものだからです。

たとえば楽に坐っているとしましょう。しばらくすると腰や脚に痛みが生じます。心はすぐに不快を感じ、その不快感にたいしていろいろなことを考え始めます。このとき感覚を感情と混同することなく区別して、痛みの感覚を痛みの感覚としてマインドフルに観察してください。

感覚は、どの心にも必ずある七つの心の働きのうちのひとつです。他の六つは、触れる働き・認識する働き・注意する働き・集中する働き・存続する働き・意志の働きです。

その後、怒りや恐怖、欲望などの感情が生まれるかもしれません。このとき生じている感情を他のものと混同せず、あるがままに観察してください。

人間は五蘊《ごうん》——身体（色《しき》）・感覚（受《じゅ》）・想起（想《そう》）・意志（行《ぎょう》）・認識（識《しき》）から構成されていますが、この五蘊がひとつの集合体で、その集合体をすべて束ねて感情と考えてしまうと、混乱が生じます。混乱するのは、感情を他の要素とごちゃ混ぜにしているからです。

他の要素と区別せず、ごちゃ混ぜにした感情にとらわれているのでは、真理に目覚めることは相当むずかしいでしょう。

私たちは無常を洞察して、苦しみと無知を乗り越えることを望んでいます。苦しみを深く理解することにより、苦しみの原因である欲を乗り越えることができますし、無我に気づくことによって、「私」という概念から生じる無知を乗り越えることができるのです。

この智慧を得るためには、心と身体を区別して観察することから始める必要があります。区別して理解し、さらには心と身体の相互関連性を見ることも大切です。智慧が鋭くなるにつれ、心と身体、いわゆる五蘊（色・受・想・行・識）は互いに協力して働いており、五つのうちいずれか一つの要素が欠けても存在することはできないという事実に、より深く気づくようになるでしょう。

有名なたとえ話をご紹介しましょう。身体は健康ですが目が見えない人と、目は見えますが歩くことのできない人がいます。二人ともそれぞれ身体の能力には限界があります。でも、もし目の見えない人が歩けない人を自分の肩に乗せて歩き、歩けない人が進む方向を示すなら、二人は問題なく目的地までたどり着くことができるでしょう。

心と身体の関係もこのようなものです。身体は変化して腐り、朽ち果てるだけで、それ自体では何もできません。動かない丸太のようなものです。また、心は身体の支えがないと何もすることができません。

そこで心と身体をマインドフルに観察するなら、両者は共にすばらしい働きをしていることが発見できるでしょう。

一か所に坐ってヴィパッサナー瞑想をすることにより、ある程度、気づきを身につけることができます。数日間、あるいは数か月間、リトリート〔宿泊瞑想〕に参加し、諸々の感覚や認識、数えきれないほどの思考、意識に生じるさまざまな現象を観察することで、心は少しずつ落ち着き、穏やかになっていくでしょう。

普段、私たちには一か所に坐って落ち着いて瞑想するという時間はありません。したがって、日々の予測できないできごとに対処することができるよう、気づきを日常生活に適用する方法を見つけたほうがよいのです。

誰でも日々予測できないできごとに出合っています。世の中は条件づけられた無常の世界で成り立っていますから、さまざまな原因や条件によってできごとが起こるのです。

すぐに変化するこの世の中で、私たちは気づきを応急用具として使うことができます。気づきは、いつでも手軽に使うことができる道具なのです。

たとえばものすごく腹が立ったとき、マインドフルに心を見つめるなら、自分についての苦々しい事実に気づくでしょう。自分がわがままであることや自己中心的であること、エゴに執着していること、自分の意見にしがみついていること、自分は正しくて他人は間違っていると考えていること、先入観や偏見を持っていること、これらすべての根底には本当は自分を大切にしていないということが見つかるでしょう。

こうしたことに気づくのは厳しいでしょうが、最も価値のあることです。長い目で見れば、この理解によって心に深く根づいている苦しみがなくなっていくのです。


気づきの実践とは、自分にたいして一〇〇パーセント正直になることです。心と身体を観察すると、ある対象にたいしては、気づきたくないと思う嫌な対象があることが見えるでしょう。自分にとって嫌いなものですから、その対象を拒絶しようとするのです。

嫌いな対象とはどのようなものでしょうか?

好きな人から離れることや嫌いな人と一緒にいることがあります。人だけでなく場所やモノにも自分の好き嫌いを入れていますし、意見や考え、信仰、決めたことにたいしても好き嫌いを入れています。

それから老いること、病気になること、衰えることなど自然の現象も嫌がっています。自分の年齢を他人に言うことを嫌がりますが、これは自分を若く見せたいという大きな欲望があるからです。

他人から自分の欠点を指摘されることも嫌がります。自分の大事なプライドが傷つけられるからです。

また自分よりも優れている人のことを嫌いますが、これは「自分は他人よりもすばらしい」と自分を欺いているからです。

いま述べたことは、欲と怒りと無知のほんの一例にすぎません。

日常生活の中で欲や怒り、無知が生じたとき、気づきを用いてそれをマインドフルに観察し、その根のところを理解してください。欲や怒り、無知の根は、心に潜んでいます。

たとえば怒りの根がなければ、誰も自分を怒らせることはできないでしょう。他人の行動や言葉、態度に腹が立つのは、自分の心に怒りの根があるからです。もしマインドフルでいるなら、智慧を働かせてそれを見ることができるでしょう。

心にもともと怒りの根がなければ、たとえ他人に欠点を指摘されたとしても、腹が立つことはありません。むしろ、自分の欠点を教えてくれた相手に感謝するでしょう。深い気づきと理解をもって相手に感謝するのです。

なぜなら相手は自分の性格を改善する機会を与えてくれ、自己を向上させる道に進むのを助けてくれたのだから。

どんな人にも自分では気づかない盲点があります。他人は自分の鏡であり、智慧を使うなら、他人をとおして自分の欠点を知ることができるでしょう。したがって欠点を示してくれる人のことを、自分では気づかなかった秘宝を発掘してくれた人だと考えたほうがよいのです。自己を改善するためには、まず自分の欠点を知る必要があるからです。自己を改善することは、人生の究極の目的である

「覚り」に達するための揺るぎない道です。欠点を乗り越えるためには、まず自分にどんな欠点があるのかを知らなければなりません。欠点を知ったとき初めて、その欠点を乗り越え、心の奥深くに潜在している清らかな性質を育てることができるのです。

病気になったとき、まず病気の原因を突き止めなければなりません。原因を知って初めて治療することができるのです。もし本当は病気で苦しんでいるのに、病気ではないふりをしていたら、治療することなどできないでしょう。

同様に、自分には欠点がないと考えている人は、清らかな道を歩むことができません。私たちは自分で自分の欠点を見ることがむずかしいのですから、それを指摘してくれる人が必要になるのです。人に欠点を指摘されたとき、サーリプッタ長老（Venerable Sāriputta）に倣って、その相手に感謝すべきです。サーリプッタ長老はこのようにおっしゃいました。

「たとえ七歳の沙弥《しゃみ》〔見習い僧〕が私の間違いを指摘したとしても、私はその沙弥にたいして最大限の敬意を払い、私の間違いを受け入れます」と。

サーリプッタ長老は気づきの完成者であり、欠点のない阿羅漢《あらかん》〔完全に覚りを開いた聖者〕でした。わずかな慢心もありませんでしたから、常にこのような心持ちでいることができたのです。

私たちは阿羅漢ではありませんが、サーリプッタ長老と同じ境地に達することを目的にしている人は、サーリプッタ長老に倣おうと心に決めたほうがよいでしょう。

もちろん、自分の欠点を指摘した相手にも欠点はあります。相手には自分の欠点が見えますし、自分には相手の欠点が見えるのです。人は他人に欠点を指摘されないかぎり、自分の欠点には気づかないものです。

人の欠点を注意する際、あるいは自分の欠点を注意した人にたいして反応するとき、そのどちらの場合にも、マインドフルによく気をつけることが大切です。

誰かの間違いを指摘するとき、もし相手に何も気をつかわず、思いやりのないきつい言葉を使うなら、相手だけでなく自分も害することになるでしょう。怒った心で話すとき、その人には気づきがありませんから、自分の考えを明確に伝えることはできません。他方、きつい言葉を言われた人は、心が傷つけられたと感じて気づきを失い、相手が本当に言いたがっていることを聞き逃してしまうでしょう。

話すことと聞くことから益を得るためには、マインドフルに聞き、マインドフルに話すことが大切です。マインドフルに耳を傾け、話すとき、心は欲や怒り、無知、わがままから解放されているのです。

目的

ヴィパッサナー瞑想をする人は誰でも目的を持たなければなりません。もし目的を持たずに誰かが教えた瞑想法を鵜呑みにし、それに盲目的に従うだけなら、暗闇の中でさまようことになるでしょう。目的をしっかり持つことが大切です。何をするにしても、私たちは意識的かつ自発的に明確な目的を持たなければならないのです。他人よりも先に覚ることや、権力を得たり利益を上げたりすることが、ヴィパッサナーの目的ではありません。瞑想では他人と競争することはしないのです。

ヴィパッサナー瞑想の目的は、私たちの潜在意識に深く潜んでいる優れた善い性質をすべて完成させることです。目的は五つあります。

- 心を清らかにすること
- 嘆きと悲しみを取り去ること
- 苦しみと憂いを取り去ること
- 真の安らぎに向かって正しい道を歩むこと
- 正しい道を実践して涅槃に至ること

です。これら五つの目的をしっかりと念頭に置いて実践するなら、希望と確信を持って前進することができるでしょう。

実　践

瞑想の前に、どのくらい坐るのか時間を決め、いったん坐ったら、その時間が終わるまで姿勢を変えないでください。もし坐り心地が悪いからといって、もとの姿勢を変えるとどうなるでしょうか？しばらくすると、その変えた姿勢もまた坐り心地が悪くなり、姿勢を変えたくなります。しばらく坐っていると、身体に痛みを感じて、またその姿勢も変えたくなります。それで瞑想をしているあいだ中、身体を動かし、ある姿勢から別の姿勢へと坐り直し、姿勢を変え続けることになります。結局、深く集中することができなくなってしまうのです。

ですから、もとの姿勢を変えないよう、あらゆる努力をすることが大切です。痛みの対処法については第十章で説明いたしましょう。

姿勢を変えないようにするためには、瞑想を始める前に、どのくらいの時間坐るのかを決めておくことです。初めて瞑想をする方は二〇分以内に決め、そのあいだは身体を動かさずに坐ってください。

瞑想を繰り返し実践するにつれて、長く坐ることができるようになるでしょう。

坐る時間は、どのくらいの時間瞑想できるか、また耐えがたいほどの痛みにさいなまれることなく、どのくらい坐れるかによるのです。


ヴィパッサナーの最終目標である覚りに達するためには、いかなる計画もたてないほうがよいでしょう。覚りに達するかどうかは、その人の理解の深さと、どのくらい精神的な能力を育てたかにかかっているからです。ですから計画や予定はたてずに、覚りを目指して、怠らず、マインドフルに実践することが大切なのです。

条件がすべてそろったとき、覚りに達することができるでしょう。私たちがすべきことは、条件をそろえることだけなのです。


身体を静止させ、目を閉じてください。心はコップに入った泥水のようなものです。コップを動かさずに静かに置いておくと、やがて泥は沈み、水が透きとおって見えるようになります。同様に、身体を動かさずに静止させ、心を瞑想対象に完全に集中させるなら、心は静まり、幸福を感じ始めるでしょう。

幸福を感じるためには、心をいまの瞬間に留めておかなくてはなりません。しかし、いまの瞬間はあまりにもすばやく過ぎ去っていきますから、ぼんやりと坐っている人はまったく気づくことができないのです。

それから、どの瞬間にも何らかの現象が起こっています。現象がないのに瞬間だけが通り過ぎていくということはありません。その瞬間に起こっている現象に気づかずに、瞬間だけに気づくことはできないのです。

ですから注意を払うべきものは、いまこの瞬間の現象です。現象には、過去のできごとを思い出すことや、未来を思い描く想像も含まれます。心は次々に起こってくる現象を認識します。これはちょうど一コマ一コマの画像が次々に流れていく映画のようなものです。


心は何か対象がなければ決して集中することができません。したがって、いまこの瞬間、すぐに手に入る対象を心に与えてあげなくてはならないのです。

その対象のひとつに、呼吸があります。呼吸は常に鼻の穴から出たり入ったりしていますから、私たちは簡単に呼吸を見つけることができるのです。瞬間瞬間、目覚めて気づいているなら、心はたやすく呼吸に集中できるでしょう。呼吸は他のどんな対象よりも目につきやすく、常にあるものなのです。

まず、先ほど述べた手順で姿勢をととのえて坐ります。次に、すべての生命にたいして慈悲を向けます。その後、深呼吸を三回してください。

深呼吸が終わったら、呼吸を通常の状態に戻します。自然に、なんの力も加えずに息を吸ったり吐いたりするのです。

その後、鼻の穴に集中します。息が出たり入ったりする感覚をただ感じるのです。息を吸いきって吐き始める前に、一瞬、間《ま》があります。この間《ま》と、息を吐き始めようとする瞬間に気づいてください。息を完全に吐き終わったら、今度は吸い始める前に一瞬、間《ま》があります。この間《ま》にも気づいてください。これはつまり、呼吸には二つの間《ま》があるということです。ひとつは吸い終わった後、もうひとつは吐き終わった後です。二つの間《ま》はほんの瞬間ですから、普段はそれに気づくことがないでしょう。マインドフルに観察するとき、気づくことができるのです。

このとき、言語化したり頭で考えたりしないでください。「息を吸っている」「息を吐いている」と言葉にすることなく、ただ息が入ることと出ることに気づくのです。

呼吸に集中しているあいだは頭に浮かんでくる考えや過去の記憶、音や匂い、味などは無視してください。ほかのことは気にせずに、もっぱら呼吸だけに集中するのです。

最初のうちは、心と身体がまだ落ち着いていませんしリラックスできていませんから、呼吸は浅いでしょう。この場合、起きているとおり、浅く吸っているときには「浅く吸っている感覚」に気づき、浅く吐いているときには「浅く吐いている感覚」に気づいてください。このとき「浅く吸っている」「浅く吐いている」と言葉を使わないようにしてください。浅く吸う・吐くの感覚に気づくだけです。

気づき続けているうちに、心と身体はしだいに落ち着いていきます。そうすると呼吸も深くなるでしょう。呼吸が深くなったら、言葉を使わずに、起きているとおり「深く呼吸している感覚」に気づくのです。

その後、呼吸全体のプロセス、つまり呼吸の最初から最後までのプロセスに気づいてください。気づき続けていると、呼吸が前よりも微細になっていきます。また、心と身体も穏やかになるでしょう。この落ち着いた穏やかな感覚にも気づいてください。

心がさまよったときどうするか？

呼吸に集中しようと懸命に努力しているにもかかわらず、心はあちこちにさまよいます。以前訪れた場所や出会った人のこと、長いあいだ会ってない友人のこと、ずっと前に読んだ本、昨日食べた食事の味など、ふと過去のことを思い出していることもあるでしょう。心が呼吸に集中していないことに気づいたらすぐ、心をマインドフルに呼吸に戻し、そこにしっかり留めるようにしてください。

と言いましても、数分後にはまた別のことを考えているかもしれません。友人に電話をしなければならないとか、手紙を出さなければならないとか、支払いのことや洗濯のこと、買い物のこと、パーティーのこと、次の休暇の計画のことなどを。

そこで、心が呼吸に集中していないことに気づいたらすぐ、心を呼吸に戻してください。瞑想には集中力が欠かせません。この集中力をつけるのに役立つ方法を、これからいくつかご紹介いたしましょう。

◇一　数を数える

心が他のことにさまよったときには、数を数えることが助けになるでしょう。数を数えることの目的は、ただ心を呼吸に集中させるだけです。これは、心を落ち着かせるためのひとつの手段にすぎません。ですからいったん心が呼吸に集中したら、数えるのをやめてください。

数を数えることには方法がいくつかあります。いずれの方法も、実践するときには声に出さずに頭の中で数えてください。

● 息を吸いながら、肺が新鮮な空気でいっぱいになるまで「一、一、一、一……」と数えます。息を吐きながら、吸った空気が肺からなくなるまで「二、二、二、二……」と数えます。また、息を吸いながら肺が空気でいっぱいになるまで「三、三、三、三……」と数え、息を吐きながら吸った空気が肺からなくなるまで「四、四、四、四……」と数えます。これを「一〇」まで数え、心が落ち着いて呼吸に集中するまで何度も繰り返します。

●二つ目の方法は、数を一〇まですばやく数えることです。

「一、二、三、四、五、六、七、八、九、一〇」と数えながら息を吸ってください。「一、二、三、四、五、六、七、八、九、一〇」と数えながら息を吐いてください。息を吸いながら一から一〇まで数え、息を吐きながら一から一〇まで数えるのです。心が落ち着いて呼吸に集中するまで、これを何度も繰り返します。

●三つ目の方法は、呼吸をするごとに数字を増やしていく方法です。

まず、息を吸いながら「一、二、三、四、五」と五まで数え、息を吐きながら「一、二、三、四、五、六」と六まで数えます。次に、息を吸いながら「一、二、三、四、五、六、七」と七まで数え、息を吐きながら「一、二、三、四、五、六、七、八」と八まで数えます。それから、息を吸いながら一から九まで数え、息を吐きながら一から一〇まで数えます。心が呼吸に集中するまで、この方法を繰り返します。

●四つ目の方法は、長く呼吸をして数える方法です。

息を吸い、肺が新鮮な空気でいっぱいになったら「一」と数えてください。肺が空っぽになるまで息を吐き、吐ききったら「二」と数えます。また息を深く吸って「三」と数え、息を吐ききって肺の空気がなくなったら「四」と数えます。この方法で呼吸を一〇まで数えてください。それが終わったら、逆方向に一〇から一まで数えます。また一から一〇まで数え、さらにまた一〇から一まで数えるのです。

●五つ目の方法は、息の「吸う・吐く」をひとつとして数える方法です。

息を吸って吐いて肺の空気がなくなったら、「一」と数えます。「吸う・吐く」をひとつとして数えるのです。また、息を吸って吐いて頭の中で「二」と数えます。この方法で五まで数えます。五まで数えたら、逆に五から一まで数えてください。呼吸が穏やかで静かになるまで繰り返してください。

もう一度言いますが、数を数える方法はずっと続けるべきではありません。正しく実践するなら、やがて息が出入りするたびに触れる鼻の先に心が留まり、落ち着いて集中できるようになるでしょう。呼吸は非常に静かで微細になります。そのため、息を吸うことと吐くことを別々に気づくことができないと感じるかもしれません。このとき数を数えるのをやめてください。数を数えることは、心を一点に集中させる訓練としてだけに用いるのです。

◇二「吸う・吐く」をつなげる

息を吸って吐き出す前に、一瞬、間《ま》があります。この間《ま》に気づこうとして呼吸を止めないでください。止めずに、呼吸の「吸う」と「吐く」をつなげます。そうすれば「吸う」と「吐く」は途切れることのないひとつの連続した呼吸の流れであることに気づくでしょう。

◇三　心を留める

「吸う」と「吐く」がつながったら、息が出入りするたびに触れる鼻孔に心を留めてください。鼻孔に触れたり、こすったりしながら出入りするひとつの呼吸として、息を吸い、吐くのです。

◇四　大工のように集中する

大工は板を切るとき、まず板の表面にまっすぐの線を引きます。その後、引いた線にそってノコギりで切ります。このとき押したり引いたりして動いているノコギリの歯は見ません。板の表面に引いた線を見ます。線を見れば、まっすぐに切ることができるのです。

この大工のように、瞑想しているときには息が出入りする鼻の感じやすいところに心を留め、そこを観察してください。

◇五　門番のように観察する

門番は、門を通って中に入ってくる人の細かいところまであまり見ません。門を出入りするところだけを見ています。

この門番のように、集中しようとするときには、瞑想で経験する細かいところまでは気にしないでください。ただ吸うたび吐くたびに鼻孔に触れる感覚だけに気づくのです。

実践を続けるうちに、心と身体は非常に軽くなり、空中や水面に浮かんでいるような感覚がするかもしれません。あるいは身体が空に向かって飛び上がっていくような感覚がするかもしれません。呼吸の荒々しさが落ち着くと、呼吸は微細になるのです。

このとき、この微細な呼吸を集中の対象にしてください。微細な呼吸を感じられるということは、心が集中しているサインなのです。この感覚はさらに微細な感覚へ、またさらに微細な感覚へと、少しずつ変わっていくでしょう。

呼吸の感覚は、鐘の音になぞらえることができます。大きな鉄の棒で鐘をたたいたとき、最初は大きな音が鳴り響きますが、その音は徐々に小さくなり、消えていきます。

これと同様に、瞑想を始めたときは荒々しい呼吸を感じるでしょう。しかし、その荒々しさに注意深く気づくにつれ、呼吸の感覚はきめ細かくなっていきます。

と言いましても、心は鼻孔にしっかり留まったままです。感覚が育つにつれ、呼吸以外の対象はだんだん明らかになりますが、呼吸はだんだん微細になっていくのです。あまりにも微細になりますから、呼吸をしているという感覚に気づかなくなるかもしれません。こうなったとき、呼吸がなくなったとか、瞑想で何も得られなかったと気を落とさないようにしてください。心配しないでください。細心の注意を払い、努力して、鼻孔に触れる感覚に気づくようにするのです。このときこそ「精進・信・気づき・集中・智慧」のバランスを整えて実践を続けるときなのです。

農夫のたとえ

ある農夫が水牛を使って田んぼを耕しています。昼ごろ疲れたので水牛を放し、木陰で涼みながら休みをとりました。目が覚めると水牛がいません。しかし農夫はあわてることなく、動物たちが暑い日中に水を飲むために集まっている水飲み場にゆっくりと歩いていきました。そこで自分の水牛を見つけ、なんのことなく連れ戻し、くびきでつなぎ、また田んぼを耕し始めたのです。

同様に、この瞑想を続けていると呼吸が非常に微細になり、呼吸をしている感覚にまったく気づかなくなるかもしれません。こうなっても驚かないでください。呼吸が消えたわけではありませんから。呼吸は鼻孔にそのままあるのです。二、三回、すばやく呼吸をしてみてください。そうすれば、呼吸の感覚をまた感じるようになるでしょう。感じたら、呼吸が鼻孔に触れる感覚に集中してください。

心が鼻孔に集中するにつれ、「瞑想が進んでいる兆候」に気づくことができるでしょう。心地よい感覚を感じるのです。この兆候は、瞑想する人によって異なります。星のようなものであったり、丸い宝石や丸い真珠、綿の実、心材でできた釘、長いひも、花輪、けむり、クモの巣、雲の薄い膜、蓮の花、月の円、太陽の円といったものかもしれません。瞑想を始めたとき、私たちは瞑想の対象として吸う息と吐く息を観察していました。いまは三番目の対象、鼻孔に触れる感覚を観察しています。

この三番目の対象に集中すると、心は智慧の瞑想を実践するのに十分な集中レベルに達します。この感覚は鼻孔に強くあります。それを観察し、身につけ、十分管理できるようにしてください。そうすれば、必要なときはいつでもすぐに使えるようになるでしょう。

心をいまこの瞬間に手に入る感覚に集中させ、瞬間瞬間過ぎ去っていく流れとともに心を流れさせてください。それに集中して気づくなら、対象それ自体も瞬間瞬間変化していることが理解できるでしょう。瞬間瞬間の変化に心を留めておいてください。

それから、「心はいまの瞬間にしか集中できない」ことにも気づいてください。

いまの瞬間に心を留めて集中することを「瞬間的集中」と言います。これは、瞬間が次から次へと絶えず流れ去っていく中、心は後れをとらずについていくということです。どんな瞬間にも執着しません。瞬間とともに変化し、瞬間とともに生まれ、瞬間とともに消えるのです。

心をあるひとつの瞬間に留めようとすると、心はいらだちます。それは心が速いペースを保つことができなくなるからです。心は生じてくる新しい現象に瞬間瞬間ついていかなければなりません。いまの瞬間はどの瞬間にもあるのですから、目覚めてさえいれば、瞬間瞬間、常に集中することができるのです。

いまの瞬間に心を留めておくためには、「いまここで何が起きているのか」に気づかなければなりません。このとき、ある程度の集中が必要です。そうでなければ、刻々と変化している瞬間に歩調を合わせることはできないでしょう。

いったんこの集中が身についたなら、集中した心で自分が経験しているあらゆること――腹部の膨らみ縮み、胸部の膨らみ縮み、諸々の感覚が生まれて消えること、呼吸や思考が生まれて消えることなどに気づくことができるでしょう。

智慧の瞑想が上達するためには、瞬間的な集中が必要です。智慧の瞑想で必要なのは、瞬間の集中なのです。なぜ瞬間かといいますと、私たちが経験するものはすべて、ほんの一瞬しか持続しないからです。

そこで、この集中した心で自分の身体と心を観察すると、呼吸は身体であり、呼吸を感じたり、感覚を知覚したり、現象を認識したりすることは心である、ということに気づくでしょう。また、これらは常に変化していることにも気づくでしょう。呼吸の感覚以外にも身体にさまざまな感覚を感じるかもしれません。身体全体を観察して、感覚を観察してみてください。

このとき、身体に自然に生じていない感覚はわざとつくらないようにしてください。生じた感覚は何であれ気づきます。思考が生まれたとき、それにも気づいてください。心に生まれたか身体に生まれたかにかかわらず、どんな現象であろうと私たちが気づくべきことは、一切の現象の本質である「無常・苦・無我」なのです。

気づきが育つにつれて、変化にたいする不満や、嫌な経験にたいする怒り、楽しいことにたいする欲、「私」という概念は、「無常・苦・無我」を観察する深い智慧に入れかわるでしょう。

この経験に基づいた真理への智慧が、心にさらなる穏やかさや安らぎを育て、人生にたいする成熟した姿勢を育てるのです。

これまで永遠だと思っていたものが、心が追いつくことのできないほど凄まじい速さで変化していることが理解できるでしょう。ともかく多くの変化に気づけるのです。無常や無我の微細なところにまで気づきます。この智慧が、私たちに安穏や幸せへの道を示し、人生におけるさまざまな問題に対処する智慧を与えてくれるのです。

常に流れている呼吸と心が一体になっているなら、心は自ずと、いまこの瞬間に集中します。それで空気が鼻孔に触れる感覚に気づくことができるのです。いわゆる、吸ったり吐いたりする空気の「地の要素」が鼻孔の「地の要素」に触れるとき、心は空気が出入りする流れ「風の要素」を感じます。このとき鼻孔や身体のどこかにあたたかさを感じるかもしれません。これは、空気が鼻孔に触れることから生じる「熱の要素」です。また、呼吸の流れが鼻孔に触れるとき、呼吸の無常性を感じることができます。呼吸のプロセスには「水の要素」もありますが、心はそれを感じることができません。

それから、新しい空気が肺から出入りするとき、胸部や腹部、下腹部が膨らんだり縮んだりするのを感じるでしょう。膨らみと縮みは宇宙の普遍的なリズムの一部です。宇宙のあらゆるものには膨張と収縮という共通のリズムがあるのです。私たちの呼吸や身体にも、同じリズムがあります。すべてのものが膨張しては収縮し、生まれては消えるのです。しかし、そのすべての中で私たちが最優先して観察すべきものは、呼吸と、心身で起きている微細な「生と滅」の現象です。

息を吸っているとき、少し楽を感じます。でもすぐに吐かなければ、苦しみを感じます。息を吐くと苦しみはなくなりますが、吐いたあと空気を吸わずに止めていると、また苦しくなります。つまり、肺の中が空気でいっぱいになると息を吐きたくなりますし、空っぽになると息を吸いたくなるのです。息を吸うときと吐くときには、楽の感覚をわずかに感じます。

私たちは楽の感覚を望み、苦の感覚がない状態を好みます。呼吸を止めたときに感じる苦の感覚は嫌なのです。「楽の感覚は長く続いてほしい、でも苦の感覚は少しでも早く消えてほしいと」考えています。

しかし残念ながら、苦の感覚は私たちが望むほど早く消えてくれませんし、楽の感覚は私たちが望むほど長く続きしません。それでさらにイライラするのです。なぜ心がいらだつのかといいますと、楽の感覚を味わいたいし、それが長く続いてほしい、苦の感覚はすぐに消えてほしいし、もう味わいたくないと考えているからです。

しかし、すべてのものは無常です。無常の中で「楽が続いてほしい」「苦は続いてほしくない」という欲を少しでも抱くと、その結果、苦しみや不満が生じます。この状況を支配している絶対的な存在などいないのですから、欲を抱けば必ず失望が生まれるのです。

そこで、息を吸ったり吐いたりするときに生まれる楽の感覚を望まず、苦の感覚を拒まずに、呼吸をただ観察し、呼吸の「無常・苦・無我」を経験するなら、心は穏やかになり、落ち着くでしょう。

心は呼吸の感覚にずっと留まっているわけではありません。音や過去の記憶、感情、意識、認識、意志など、いろいろなところにさまよいます。

さまよったとき、呼吸を観察するのをやめて、すぐにその現象を観察してください。このときすべての現象を同時に観察しようとするのではなく、現象を一つひとつ観察します。観察し、現象が消えるたびに、心を呼吸に戻します。

呼吸は瞑想の基本対象でありホームベースです。心と身体に生まれるさまざまな現象を順々に観察したあとに、心が戻るためのホームベースなのです。こうした心の動きはすべて、心の中でおこなわれているということを覚えておいてください。

心が心身の現象の本質を観察して呼吸に戻るたびに、「無常・苦・無我」の智慧が深まります。心は偏見と先入観から離れて、「無常・苦・無我」をありのままに洞察できるよう研ぎ澄まされるのです。

また、「身体や感覚、認識、意志は、心身の集合体（五蘊）の本質を洞察する深い智慧を得る目的にだけ使うべきである」という理解が得られるでしょう。

第六章 身体で何をするか

What to Do with your Body

ヴィパッサナー瞑想は、数千年も前から実践されています。これはこの瞑想法が有益なものかどうかを検証するのに十分な期間であり、実践法は完璧で、完全に洗練されているのです。

仏教では、心と身体は密接に関連し、互いに影響し合っていることを常に認識しています。そこで、瞑想に非常に役立つおすすめの身体の姿勢がありますので、これを実践したほうがよいでしょう。

ただ忘れないでいただきたいのは、姿勢は瞑想を補助するものにすぎないということです。姿勢と瞑想を混同しないようにしてください。脚を組んで坐禅のポーズをとって坐ることが瞑想ではありません。瞑想は心のスキルであり、どこでも実践できるものです。

では、なぜ身体の姿勢を紹介するのかといいますと、姿勢は心のスキルを身につける助けになり、進歩や成長を速めるからです。ですから姿勢を整えることも実践してみてください。

姿勢の一般原則

身体の姿勢を整える目的は三つあります。

まず、身体を安定させることです。これによって身体の不安定さや筋肉の痛みなどの問題に心を奪われることなく、瞑想の対象に心を集中させることができるのです。

第二に、身体が動かないように静止させることです。これにより、心も静かになりやすくなります。心が深く落ち着き、静かな集中が生まれるのです。

第三に、瞑想する人にとっての三つの最大の敵――痛み・筋肉の緊張・眠気――に負けることなく長い時間坐ることができるようになります。

坐るときに最も重要なことは、背筋をまっすぐに伸ばすことです。何枚ものコインを一枚一枚積み重ねるように、脊骨をまっすぐに伸ばしてください。その一直線上に、頭を置くのです。これをリラックスしておこないます。

身体を緊張させないでください。私たちは木製の兵隊でも鬼軍曹でもありません。背筋をまっすぐに伸ばすのに筋肉を緊張させる必要はないのです。

楽に坐ってください。柔らかい土からすっと伸びる安定した若木のように、背骨をすっと伸ばすのです。背骨以外の身体の部位は、ゆったりとリラックスさせておいてください。

ご自分の身体をちょっと調べてみるとわかると思いますが、私たちはたいてい坐っているときには身体を硬くしていますし、歩いたり話しているときには用心深くなりますし、のんびりしているときにはだらしなくなります。瞑想するときは、このいずれの状態も役に立ちません。でも、こうした姿勢は日常的な習慣になっています。ですから、瞑想を始める前に正しい姿勢についてもう一度学び直したほうがよいのです。

姿勢を整えるのは、瞑想中、身体を動かさずに坐るためです。初めのうちはおそらく背筋を伸ばして坐るのが、ややぎこちないと感じるかもしれません。でも、しだいに慣れるでしょう。慣れるまでは練習が必要です。

背筋をまっすぐに伸ばして坐ることは、とても重要なことです。これは生理学の分野では覚醒の姿勢と言われ、心を目覚めさせます。前かがみの姿勢は眠くなるのです。

それから、何に坐るかも重要です。坐る姿勢によって座布団かイスかを使い分ける必要があるでしょうが、座部の硬さには少し注意してください。柔らかすぎるものだと眠くなりますし、硬すぎるものだと痛みが出やすくなるでしょう。

服装

瞑想するときの服装は、ゆったりとした柔らかいものがよいでしょう。着ている服のせいで血流が抑制されたり神経が圧迫されたりすれば、足がしびれて麻痺や痛みが生じます。ベルトを締めているなら、ゆるめてください。

身体にぴったりとしたズボンや厚い生地のズボンは避けるようにしてください。女性は長いスカートがおすすめです。薄い生地で伸び縮みするゆったりしたズボンなら、誰にでも適しているでしょう。アジアでは伝統的にゆったりとした服を着ています。これにはサロン〔男女が着用するロングスカート状の腰布〕や作務衣など、さまざまな形のものがあります。

靴は脱いでください。ストッキングがきつくてギュッと締めつけているなら、脱いだほうがよいでしょう。

伝統的な姿勢

伝統的なアジアの習慣では、床に坐って瞑想する場合、背筋をまっすぐに伸ばすためにお尻の下に座布団を敷きます。やや硬めのもので、坐ったときに少なくとも七、八センチほどの厚みのあるものを選ぶようにしてください。

座布団の前のほうに坐り、組んだ脚の両膝が床につくようにします。

床にカーペットが敷いてあれば足首や脛《すね》が圧迫されて痛みが生じることはないでしょうが、カーペットがない場合には足を保護するために下に何かを敷いたほうがよいかもしれません。毛布をたたんで敷くのもよいでしょう。

座布団には深く坐らないようにしてください。深く坐ると座布団の前面が太ももの裏側に食い込んで神経が圧迫され、脚に痛みが生じるからです。

脚の組み方はいろいろありますが、ここでは四つあげておきましょう。

●ネイティブ・アメリカン式の坐り方

両膝を左右に開き、右の足首を左膝の下、左の足首を右膝の下に置く。

●ミャンマー式の坐り方

両足の膝から足先までを床に寝かせ、片方を前にして平行に置く。

●半跏趺坐《はんかふざ》

両膝を左右に開いて床につける。片方の足を、もう片方のふくらはぎの上に置く。

●結跏趺坐《けっかふざ》

両膝を左右に開いて床につける。左足は右の太ももの上に、右足は左の太ももの上に置く。両方の足の裏は上に向いている。

どの脚の組み方でも、両方の手のひらはお椀の形のようにして上向きにして重ね、へそのまっすぐ下のほうに置きます。両肘は軽く曲げてください。これで上体がしっかりと支えられます。首と肩の力を抜いて、両腕は楽に下げてください。横隔膜を十分に拡げ、リラックスさせます。腹部を緊張させないようにしてください。あごは引きすぎないように。

目は開けても閉じてもいいですが、開けておくなら鼻先か、さほど遠くない前方の斜め下に視線を置きます。とくに何かを見るのではなく、見る機能が働かないよう、ただ視線を前方に置いておくだけにします。

身体を緊張させず、こわばらせず、硬くせず、自然に、柔らかく、リラックスさせます。両腕はぬいぐるみのように、まっすぐ伸ばした脊柱から自然に下げておいてください。

アジアでは半跏趺坐と結跏趺坐が伝統的な瞑想の姿勢となっています。なかでも結跏趺坐は最もよい姿勢とされています。身体が非常に安定しますし、いったん結跏趺坐で姿勢を固定したら、非常に長いあいだ身体を動かさずに坐ることができるのです。

ただこの姿勢は脚が柔らかくないとできませんから、誰もができるわけではありません。どのような姿勢で坐るかを決める一番のポイントは、他人が言ったことではなく、自分が無理なく坐れることです。痛みがなく、身体を動かさずに長く坐れる姿勢を選んでください。実際に坐って試してみてください。練習していくうちに腱《けん》がほぐれていくでしょう。それで少しずつ結跏趺坐に取り組んでいけばよいのです。

イスを使う

脚の痛みや何らかの理由で、脚を組んで坐る姿勢ができない場合もあるかもしれません。大丈夫です。代わりにイスを使うこともできますから。

イスを選ぶときは、坐面が水平で、背もたれがまっすぐで、肘掛けのないものを選んでください。イスの背に、もたれないように坐るのがベストです。坐面の前部が太ももの裏側に食い込まないようにしましょう。

両脚は平行にして置き、足の裏を床につけます。

両手は、先ほどの伝統的な脚を組む姿勢と同様に、両手を重ねて太ももの上に置いてください。首や肩の筋肉は緊張させず、両腕は楽にします。

目は開けても閉じてもいいです。

これまで述べてきたことに加えて、姿勢を整えることの目的も忘れないようにしてください。目的は身体を完全に静止させることであって、居眠りすることではありません。

以前お話しした泥水の譬《たと》えを思い出してください。身体を完全に固定させて落ち着かせると、それにともなって心も落ち着きます。身体が鋭敏になり、私たちが求めている「心の明晰さ」を生じさせるのです。

試してみてください。身体は、望ましい明晰な心をつくり出すための道具です。身体を賢く使ってください。

第七章　心で何をするか

What to Do with your Mind

本書で教えているヴィパッサナー瞑想は、智慧の瞑想と呼ばれるものです。すでに述べましたが、瞑想の対象になるものにはさまざまなものがあり、制限はほとんどありません。人はむかしから非常に多くのものを瞑想の対象にしてきました。ヴィパッサナーの伝統だけでも、さまざまなものを対象にしています。腹部の膨らみや縮みを観察して呼吸をたどるように教えている指導者もいますし、身体と座布団が触れるところや、重ねた手と手が触れるところ、脚と脚が触れるところに集中することをすすめる指導者もいます。

本書で解説する方法は、ゴータマ・ブッダが弟子たちに最初に教えられた最も伝統的な方法です。ブッダが教えた気づき（マインドフルネス）についての原典『念処経』(Satipaṭṭhāna《サティパッターナ》 sutta《スッタ》) には、次のように具体的に述べられています。

> まず気づき（念）を呼吸に集中させます。
> その後、身体と心に生じる現象を観察し続けてください。

坐って、鼻から息が鼻を出入りするのを観察します。一見すると、これは変な感じで無意味なことのように思えるかもしれません。ですから具体的な解説に入る前に、この方法の背後にある理由を調べてみましょう。

まず、このような疑問があるかもしれません。なぜ、そもそも呼吸に集中する必要があるのでしょうか？　私たちは結局のところ気づきを育てようとしています。ならば、ただ坐って心で起きていることに瞬間瞬間気づけばよいのではないでしょうか？

実際、そのような瞑想法もあります。その瞑想は体系化されていない瞑想と呼ばれることもあり、これはかなりむずかしい方法です。

心というものは扱いにくい厄介なものです。思考は本質的に複雑なものです。私たちは思考の連鎖にとらわれ、嵌まり込み、身動きできない状態になっています。ある思考から次の思考が生まれ、その思考からまた次の思考が生まれ、こうして思考がずっと続いていきます。そして一五分くらい経ってふと目を覚まし、楽しい空想に夢中になっていた、異性のことを考えていた、支払いのことや何か心配事をしていたなど、妄想に耽って時間を過ごしていたことに気づくのです。

「思考に気づく」ことと「思考する」ことは別のものです。この二つの違いは非常に微妙であり、主に感覚や質の問題になります。

「思考に気づく」ことは、思考にただあるがままに気づいている状態であり、感覚的に軽いものです。思考と、それを見ている意識のあいだには距離感があります。泡のように軽く生まれ、必ずしも次の思考を生み出して連鎖するということはなく、サッと消えます。ずっと考え続けることもありません。

これにたいし私たちが通常おこなっている「思考する」ことのほうは、感覚的に重いものです。重苦しく、威圧的で、強迫的です。思考は心を騙し、心の主導権を奪って心を支配します。隙間なく次々に思考を生み出して連鎖するという性質が、思考にはあるのです。

思考は、身体の痛みや筋肉の収縮、心拍数の増加など、それに相応する緊張を身体に引き起こします。でも実際に身体に症状が現れるまで、私たちは思考の重さを感じません。なぜかというと思考はそれ自体、貪欲なものですから、私たちの注意をすべて思考のほうに引きつけて、思考がもたらす結果に気づかせないようにするからです。

このように、「思考に気づく」ことと「思考する」ことのあいだには大きな違いがあります。でも、その違いは非常に微妙であり、見えにくくなっています。そこで、その違いを見ることのできるひとつの手段として、集中を使うのです。

深い集中には、思考のスピードを減速させ、それを見る意識を加速させる効果があります。その結果、思考の流れを観察する能力が高まるのです。

集中は、心の極めて微細なところまでを見ることができる顕微鏡のようなものです。一点に焦点を合わせ、静かな注意を途切れることなく、ひとつの対象に集中させます。このとき何か固定した基準となる対象がなければ、心はあちこちにさまよってしまうでしょう。ぐるぐる渦巻く思考と、絶えまない変化の波に襲われてしまうのです。

そこで、集中の対象として呼吸を使います。呼吸は、心がさまよったときに心を引き戻すための重要な役割を果たす基本対象になります。

心が走りまわっているとき、その走りまわっていることを見ることができるのは、何らかの基本対象があるときだけです。絶えまない変化と走りまわる心を観察するための基本対象として、呼吸がその役割を果たすのです。

古いパーリ聖典には、瞑想は野生のゾウを手なずけるようなものであると記されています。むかしはゾウを飼いならすとき、まず頑丈なロープで柱に縛りつけました。このときゾウはものすごく嫌がります。何日も悲鳴をあげたり、地面を激しく踏みつけたり、ロープを引っ張ったりします。でもしばらくすると、もうどうすることもできないとあきらめて落ち着くのです。このときから飼い主は、ある程度、安全にゾウにエサを与え、世話をすることができます。やがて柱に縛っているロープをほどいて、いろいろな仕事をするよう調教できるでしょう。こうして手なずけられたゾウは、役に立つ仕事ができるようになるのです。

この譬えの中で、野生のゾウは「激しく走りまわる心」、ロープは「気づき（マインドフルネス）」、ゾウを縛りつけた柱は「瞑想の対象」つまり「呼吸」です。また、調教して手なずけられたゾウは「訓練して集中した心」です。この集中した心は、真理を覆い隠している何層もの幻想の膜を破るという、極めて困難な仕事に使うことができます。このように、瞑想することで心を手なずけ、管理することができるのです。

次の疑問です。なぜ「呼吸」を瞑想の主要な基本対象にするのでしょうか？　もう少しおもしろい対象のほうがよいのではないでしょうか？

これについての回答はいくつかあります。瞑想の基本対象は、気づきを育てるものでなければなりません。持ち運ぶことができ、簡単に手に入り、お金のかからないものでなければなりません。欲や怒り、無知から心を解き放つものでなくてはなりません。心を混乱させるような対象はふさわしくないのです。

これらすべての条件、あるいはそれ以上の条件を満たすものが、「呼吸」です。呼吸は人類すべてが平等に持っているものであり、私たちがどこへ行こうとも持ち運んでいるものです。常に身体にあり、いつでも手に入ります。生まれてから死ぬまで呼吸が止まることはありません。お金もかかりません。

呼吸は非概念的な流れです。私たちは思考を使わずに呼吸を直接経験することができるのです。呼吸は生きたプロセスであり、「吸う・吐く」「息が入る・出る」というサイクルで働いています。絶えず変化している「生」の一面でもあります。呼吸は人生の縮小版なのです。

呼吸の感覚は微細なものですが、心を呼吸に向けられるようになると、非常に明確に呼吸を感じることができるでしょう。呼吸の感覚を見つけるには、少し努力が必要です。でも誰でも見つけることはできます。やってみてください。ただ無理強いしないように。

以上のような理由から、呼吸が瞑想に最も適した基本対象として用いられるのです。

通常、私たちは意図的に呼吸しているのではなく、自然に、呼吸それ自体のペースで呼吸をしています。しかしちょっと意図するだけで、呼吸を速くしたり遅くしたりすることもできます。長くてなめらかな呼吸にすることもできますし、短く途切れさせることもできます。自然な呼吸と意図的な呼吸のバランスをとることは、とても微細なことです。ここに、意図や欲について学ぶべきことがあるのです。

それから、鼻孔は内の世界と外の世界をつなぐ窓のようなものだと考えることができます。外のものが内に入り、いわゆる「私」と呼ばれるものの一部になります。また「私」という内のものが外へ流れ出ていき、外の世界に融合します。鼻孔はこの二つのエネルギーの移動点であり、接点なのです。ここで、「私」という自我の感覚と、それがどのように形成されるかについて学ぶことができるでしょう。

呼吸はすべての生命に共通する現象です。ですから呼吸を真に経験し、理解することで、他の生命に歩み寄ることができるのです。本質的にすべての生命とつながっているということがわかるでしょう。

最後に、呼吸は常に、いまこの瞬間に流れているものです。つまり、いつでも「いま・ここ」で起きているのです。

私たちは通常、「いま」に生きていません。過去のことや未来のことを考えてあれこれ悩んだり、いろいろな計画をたてたりして、多くの時間を無駄に過ごしています。

呼吸には「いま」以外の時間はありません。呼吸をあるがままに観察するとき、私たちはおのずと「いま」にいることができます。妄想の泥沼から抜け出し、「いま・ここ」を、あるがままに経験することができるのです。呼吸は、現実の生きた一部です。この人生の縮小版を注意深く観察することにより、日常生活の中で気づきを広く適用していく智慧が育つのです。

呼吸を瞑想の対象にするとき、最初にすべきことは「呼吸を見つける」ことです。私たちが見つけようとしているものは、鼻孔を出入りする空気が鼻孔に触れる感覚です。この感覚は、ふつう鼻先の内側に見つけることができます。と言いましても、人の鼻の形はさまざまですから、明確に感じられる場所は人によって異なるでしょう。

自分にとって一番わかりやすい場所を見つけるために、一度息を大きく吸ってください。そして空気が入ってくるのが最も明確にわかるところ、鼻の内側や上唇のあたりを観察して見つけてください。今度は、息を吐きながら、その同じ場所を観察します。その一点に心を留め、出入りする呼吸の流れを観察するのです。

いったん自分の呼吸のポイントを見つけたら、そこから心を逸らさないでください。途切れることなく気づき続けるために、その一点に注意を集中させるのです。もし一点を決めなければ、息が鼻から出入りする動きや、気管を上がり下がりする動きの後を、ただやみくもに追い続けることになるでしょう。これでは呼吸をしっかり観察することはできません。呼吸は絶えず変化し、動き、流れ続けているのですから。

ノコギリを使ったことのある方なら、ノコギリで木を切るコツをご存じでしょう。大工は木を切るとき、引いたり押したりするノコギリの歯は見ません。そこを見ると、めまいがするのです。そこでノコギリの歯が木に食い込むところ、その一点に注目します。そうすることで、木をまっすぐに切ることができるのです。

瞑想するときは、鼻の内側の、ある一か所の感覚に集中してください。この一点に心を留め、呼吸の動き全体を明確に観察するのです。

このとき、呼吸をコントロールしようとしないでください。ヴィパッサナーはヨーガのような呼吸法の訓練ではありません。呼吸の自然な動きを観察することです。わずかにでも調整したり強めたりしないように。

初心者の方はたいがいここでつまずきます。呼吸に集中しようとして、知らず知らずのうちに呼吸を強めてしまうのです。その結果、不自然で強引な努力をすることになり、呼吸に集中するどころか、逆に集中をさまたげてしまうのです。ですから、わざと呼吸を強めないようにしてください。

それから、呼吸をするときには音を立てないでください。瞑想会などグループで他の人と瞑想するときは、とくに気をつけることが大切です。音を立てると、まわりの人に迷惑になるでしょう。眠っているときのように自然に呼吸してください。呼吸をただ放っておき、呼吸それ自体のリズムで流れさせるのです。

簡単に聞こえるかもしれませんが、これは思うよりもむずかしいものです。どうしても意図が入ってしまい、自然に呼吸ができないかもしれません。でも落ち込む必要はありません。その場合、意図の性質を観察する機会として利用すればよいのです。いわゆる「呼吸をコントロールしようとする衝動」と「呼吸をコントロールするのをやめようとする衝動」の微妙な関係を観察するのです。

しばらくはイライラするかもしれませんが、これは学びの経験として極めて役立つものであり、通過点でもあるのです。やがて呼吸はそれ自体の力で流れていくようになるでしょう。また、意図的に呼吸をコントロールしようとする衝動もなくなっていくでしょう。このとき私たちは「呼吸をコントロールしようとする衝動」について重要な智慧を学ぶことになるのです。


呼吸、これは一見したところあまりにも平凡で、つまらないもののように思えます。でも実際には非常に多様で、とても魅力的なものなのです。観察すると、繊細なバリエーションに満ちていることがわかるでしょう。吸う息と吐く息だけではなく、長い息や短い息、深い息や浅い息、なめらかな呼吸や途切れた息などさまざまです。こうしたいろいろな呼吸が、微妙に複雑に混ざり合って流れているのです。

呼吸を注意深く観察してください。よく研究してください。一つひとつが変化に富んでいること、繰り返されるパターンが一定のサイクルで絶えず流れていることが発見できるでしょう。それはまるでシンフォニーのようなものです。呼吸のうわべを見るだけで終わらないようにしてください。

さらに、吸う息と吐く息のほかに、もっと見るべきものがあります。どの呼吸にも、始まりと途中と終わりがあります。息を吸うときには必ず、「始まり・途中・終わり」があり、息を吐くときにも必ず、「始まり・途中・終わり」があるのです。呼吸の深さや速さは、そのときそのとき心を流れている感情や思考、聞こえた音などに影響を受けて変化します。こうした現象を観察してください。そうすれば呼吸は魅力的なものだということが発見できるでしょう。

と言いましても、瞑想中坐って「これは短くて途切れた呼吸だ。次は深くて長い呼吸。今度はどんな呼吸だろうか？」などと頭の中でいろいろ考えてもいいということではありません。このように考えることは、ヴィパッサナーではなく思考です。ヴィパッサナーを始めたばかりの頃はとくに、このようなことが起こるでしょう。これも通過点です。思考は一時的な現象です。ですから思考が浮かんだら、その現象にただ気づいて、呼吸の感覚を観察することに心を戻してください。それでもまた何か雑念が浮かんでくるでしょう。そのたびに心を呼吸に戻すのです。心があちこちに走りまわることがなくなるまで、何度も何度も何度も呼吸に戻すのです。

始めたばかりの頃は、いくらかむずかしいと感じるかもしれません。心は絶えずあちこちにさまよい、落ち着きなく飛びまわるクマバチのように、止まってはすぐに去っていきますから。

こうなっても心配しないでください。モンキーマインド現象（枝から枝へと走りまわるサルのように心があちこちに走りまわること）は瞑想している人なら誰でも知っているでしょう。熟練した瞑想者は誰でもこれに対処してきたのですから、なんとか成し遂げてきたのですから、皆さんにもできるでしょう。

思考が走りまわったときには「考えている」「妄想している」「悩んでいる」など何でも、ただ事実を確認してください。心が走りまわっていることに腹を立てたり自分を責めたりせず、穏やかに、しっかりと、心を身体のシンプルな呼吸の感覚に戻すのです。心がどこかに行ったらまた戻し、どこかに行ったらまた戻し、どこかに行ったらまた戻し、心がさまようたびに心を呼吸に戻すのです。

このプロセスを経験しているときどこかで、自分はとんでもなく混乱し頭がおかしいのではないかと感じてショックを受けることもあるかもしれません。頭の中で泣きわめいたり、わけのわからない滅茶苦茶なことをしゃべりまくったり、心をまったくコントロールできずに絶望的です。

でも、心配しないでください。問題ありません。こんなに混乱していても、昨日の自分よりは賢いのです。これまでもずっと、いまと同じ調子だったのですが、それに気づいていなかっただけなのです。

それから、まわりの人よりも賢いと言えます。自分の心が混乱していることに直面したのですから。他の人は直面していません。自分の心に直面していない人は、比較的、落ち着いているように見えるかもしれません。だからといって、それはよい状態ではないのです。知らないでいることはある意味、楽かもしれませんが、無知では心を完全に解き放つことはできません。

ですから心がとんでもなく混乱していることに気づいても、動揺しないでください。むしろそれに気づくことはよいことであり、心が真に成長している兆候なのです。自分の問題をまっすぐに直視できたという事実こそが、成長しているというサインです。直視することによって、問題を解決することができるのですから。


呼吸を言葉を使わずに観察しているとき、次の二つのことを避けてください。「考えること」と「沈み込むこと」です。

「考えること」とは、すでに述べたモンキーマインドのことで、心がサルのように激しく走りまわることです。これははっきりと現れます。

「沈み込むこと」は、これとほぼ逆です。一般的に、気づきが鈍いという意味です。その最たるものが、何も考えず、呼吸を観察せず、何にも気づかない空虚な状態です。心がぼんやりしてはっきりしません。これは夢を見ない睡眠のようなものです。沈み込むことは心の空洞です。この状態は避けてください。

ヴィパッサナー瞑想では、心は活発に働いています。

集中（samādhi《サマーディ》）と気づき（sati《サティ》）――この二つは私たちが育てようとしている能力です。集中はひとつの対象に注意を向ける力強くてエネルギッシュな働きであり、気づきは清らかで明晰に目覚めている心のことです。しかし、沈み込んだ心には集中も気づきもありません。最悪の場合、眠り込んでしまいます。よくても時間をただ無駄にするのです。

心が沈んでいることに気づいたとき、その状態を確認して、心を呼吸の感覚に戻してください。息を吸うとき、空気が鼻に触れる感覚を観察します。息を吐くときも、同じように触れる感覚を観察します。息を吸い、息を吐き、起きていることを観察するのです。

しばらくのあいだ——数週間か数か月間くらい——これを続けていると、触れる感覚を身体の対象として感じ始めるでしょう。ただ観察を続けてください。「息が入り、息が出る」と。起きていることを観察するのです。

集中が深まるにつれ、心があちこちに走りまわる問題は少しずつ減っていくでしょう。呼吸はゆっくりになり、心を乱すものもだんだん減っていきます。より明確に呼吸を観察できるようになるでしょう。

その結果、心は非常に落ち着きます。感情の刺激から解放された穏やかな状態を経験し始めるでしょう。貪り、欲、羨望、嫉妬、憎しみはありません。いらだちが消え、恐怖もなくなります。これは美しく、清らかで、幸せな状態です。しかし一時的なものであり、瞑想が終わるとその状態も消えてしまうのです。それでもこのちょっとした経験が、人生をよい方向へ転換させるでしょう。この幸せは覚りではありませんが、覚りへの道の第一歩になるのです。

ただ、この幸福感がすぐに得られるなどと期待しないでください。この一歩でさえ時間がかかりますし、努力と忍耐が必要なのです。

瞑想は競争ではありません。目的は明確にあります。でもスケジュールはありません。私たちがおこなっていることは、存在の究極の真理に目覚めるために幻想の膜を一枚一枚突き破って、深く深く掘り進んでいくことです。このプロセスはとても興味深く、充実感もあります。ヴィパッサナーは楽しいものです。あせる必要はありません。

一定の時間、瞑想がうまくできたときには、心地よい新鮮さを感じるでしょう。これは穏やかで、軽快で、喜びに満ちたエネルギーです。このエネルギーによって、私たちは日常生活の問題を解決することができるのです。これだけでも瞑想から得られる十分な報酬ではないでしょうか。

日常生活の問題に対処することが瞑想の目的ではありませんが、ヴィパッサナー瞑想をすれば、そのちょっとした結果として問題解決能力が身につくでしょう。

でも、それだけです。もし問題を解決することに重点を置きすぎると、瞑想中、問題のほうに意識が向き、集中がさまたげられてしまうでしょう。

ヴィパッサナー瞑想をしているときは、問題のことを考えるのはやめてください。静かに脇によけておくのです。また、悩んだり将来の計画について考えたりすることもすべていったん中断してください。瞑想を完全な休暇にしましょう。自分を信頼してください。瞑想で蓄えた心の清らかなエネルギーを用いて、あとで問題に対処できると自分の能力を信頼するのです。

このように信頼するなら、実際に問題を解決することができるでしょう。

それから、目標をあまりにも高く持ちすぎないようにしてください。自分にたいして穏やかでいてください。いま私たちは隙間を入れずに休みなく呼吸を観察しようとしています。呼吸を観察することくらい簡単だと思うかもしれません。初めのうちは失敗しないよう自分に厳しくなり、無理をしすぎる傾向があるのです。これは現実的なことではありません。

そこで、小さな単位に区切るのです。息を吸い始めるとき、「息を吸っているあいだは呼吸を観察します」と心に決めて観察するのです。これでさえ簡単にできることではありませんが、それでもなんとか観察できるでしょう。息を吐き始めるとき、「息を吐いているあいだはその始めから終わりまでを観察します」と心に決めて、それだけを観察します。それでも失敗を繰り返すでしょうが、根気強く続けることが大切なのです。

つまずいたら、そのたびに新たな心で観察してください。呼吸を整え、一度にひとつの呼吸だけを観察するのです。これは私たちが実際に勝つことのできる勝負のレベルです。負けないでください。ひと呼吸ひと呼吸、チャレンジするのです。息を吸い始めるとき、吐き始めるとき、ひと呼吸ごとに決意を新たにし、その決意とともに、よく気をつけて呼吸を観察します。そうすれば、やがて途切れることなく気づき続けることができるでしょう。

呼吸にマインドフルになるとは、瞬間瞬間に気づくということです。正しく気づいているなら、いま起きていることだけに意識が向きます。過去を思い出すことも、未来に目を向けることもありません。すでに終わった呼吸のことは忘れ、次に始まる呼吸のことは予測しません。息を吸い始めるとき、その息が吸い終わることは考えません。また吸い終わる前に、スキップして息を吐くことを観察することはできません。いま実際に起きていることに留まり、それだけを観察します。息を吸うとき、それがその瞬間に気づくべきことであり、ほかには何もないのです。

ヴィパッサナー瞑想は、心を訓練し直すことです。私たちが目指しているのは、自分の認識世界で起こっていることをすべて、起こった瞬間、まさに起きているとおりに、完全に気づくことです。これは非常に高い目標で、すぐに達成できることではありません。訓練が必要です。

まずは小さなことから始めましょう。小さな時間の単位から始めるのです。そのひとつとして、いまこの瞬間、息を吸うことだけに完全に気づいてみてください。これに成功すれば、これまでとはまったく異なる新しい生き方のほうへ進んでいることになるのです。

第八章

いつ、どこで、どのくらい実践するか

Structuring Your Meditation

これまでヴィパッサナー瞑想の理論面についてお話ししてきました。これからは実践面に入ります。では、どのように瞑想に取りかかればよいのでしょうか？

まず、瞑想をするために形式的なスケジュールをつくる必要があります。つまりヴィパッサナーだけをするという特別な時間を決めるのです。

皆さんは赤ちゃんのとき歩き方を知らなかったでしょう。誰かが時間をかけて歩き方を教えてくれたのです。手を引いてくれたり、励ましてもらったりしながら、片方の足を、もう一方の足の前に出すよう教えてもらいました。そうやって、ひとりで歩けるようになったのです。ひとりで歩けるようになるまでのあいだ、歩き方を形式的に練習したのです。

瞑想についても同じように基本のやり方でおこないます。まず、特別の時間をつくります。気づき（マインドフルネス）と呼ばれる心のスキルを育てるために、特別に一定の時間をつくるのです。その時間を瞑想だけに充て、気が散ったり心がさまよったりすることが最小限におさえられるよう、環境を整えます。

世の中にはさまざまなスキルがありますが、気づきのスキルを身につけることはたやすいことではありません。私たちは通常、理想である「途切れることなく気づくこと」とはまったく正反対の生き方をしているのですから——。

この習慣から抜け出すためには、ちょっとした戦略が必要です。前にも述べましたが、心はコップの中の泥水のようなものです。泥水を澄んだ水にすることが、瞑想の目的です。心が澄めば、心で何が起きているのかが見えるでしょう。

泥水を澄んだ水にする最もよい方法は、コップを動かさずに一か所に置いておくことです。十分に時間をかければ、水はきれいになっていくでしょう。最後には透明になります。

瞑想でも心を清らかにするために、ある一定の時間を確保します。瞑想をしているとき、外から見ればまったく無意味なことをしているかのように見えるかもしれません。ガーゴイルの石像のように、ただじっと坐っています。しかし、心の中ではいろいろなことが起きているのです。混乱は落ち着き、今後起こりうるさまざまなできごとに対処できるよう、心はクリアになるのです。

だからといって、無理やり心を落ち着かせるのではありません。自然に落ち着いていくのです。静かに坐る、その行為そのものが心を落ち着かせるのです。

実際、無理やり心を落ち着かせようとすることは、逆効果になります。それは抑圧することであり、うまくいきません。エネルギーを無駄に使うだけです。一時的にはうまくいくかもしれませんが、長期的には抑圧したものをさらに強めてしまうだけなのです。抑圧したものは、観察されないかぎり心の無意識の領域に隠れていて、いつか表面に飛び出してきます。でも、そのときは対処することができず、もうどうすることもできないのです。

心の流れを清らかにする最もよい方法は、心を自然に落ち着かせることです。心で起きていることに余計なエネルギーを加えないでください。プロセスに関与せず、泥が渦巻いているのを客観的に観察します。しばらくして渦が静まったとき、心は落ち着くでしょう。

瞑想にはエネルギーが必要ですが、強制的に心を落ち着かせようとしてはなりません。努力すべきことはひとつだけです。穏やかに、忍耐強く、マインドフルに気づくことです。

瞑想の時間は一日の転換点のようなものです。自分に起こったことはすべて、精神的であれ感情的であれ、何らかのかたちで心に蓄積されます。私たちは日常生活の中であまりにもいろいろなできごとに追われているため、自分の基本的な問題について十分に対処することがほとんどできません。自分の問題は意識下に埋没し、煮えたぎり、泡を吹き、化膿します。そして、どうしてこんなにストレスが溜まっているのだろうと考えるのです。

意識下に埋没した感情は、瞑想中さまざまなかたちで現れてきます。観察するチャンスです。あるがままに観察し、手放してください。これが心の解放につながるのです。

そこで、この心を解放させる環境を整えるために一定の時間、瞑想する時間を設けます。定期的に気づきの訓練をするのです。心を絶えず刺激している諸々のできごとから離れ、感情を駆り立てる一切の行為からしりぞきます。静かな場所で静かに坐っていると、感情の泡がふつふつと湧き上がってくるでしょうが、それは消え去っていきます。瞑想には、バッテリーを充電するような効果があります。瞑想で気づきを充電するのです。

どこに坐るか？

ひとりになれる閑静な場所を見つけてください。森の中といった理想的な場所でなくてもよいのです。森で瞑想することはほとんどの方にとっては無理なことでしょう。そこで心地よいと感じる場所、騒がしくない場所を見つけてください。他人の目を気にせずに瞑想に集中したいでしょうから、人目が気にならない場所がよいでしょう。できるだけ静かな場所を見つけてください。

と言いましても、防音室に入る必要はありません。ただ、気を逸らせるような騒音のある場所は避けるべきです。音楽やおしゃべりが聞こえるところは最悪です。心を制御することができず、知らぬまに音楽やおしゃべりに吸い寄せられ、集中が途切れてしまうからです。

そこで、よい雰囲気をつくるのに役立つ伝統的な方法があります。部屋を暗くして、ロウソクの明かりを灯すことです。お香もよいでしょう。瞑想の開始時と終了時に小さな鐘を鳴らすのもよいでしょう。

ただ、これらは補助的なものです。こうしたものが励みになる人もいるでしょうが、実践するために必ずしも必要なものではありません。

瞑想をするとき、毎回、同じ場所に坐ることも役に立つかもしれません。瞑想する場所を決め、そこでは瞑想以外何もしないようにします。これは、ほとんどの方にとって瞑想の助けになるでしょう。場所にすぐに馴染み、その場を「静かな深い集中」と関連づけるようになりますから、すばやく深い瞑想に入れるようになるのです。

肝心なことは、瞑想に適している場所に坐ることです。場所を見つけるには、少し試してみる必要があります。いくつかの場所を試してみて、心地よいと感じる場所を一か所見つけてください。大事なことは、人目が気にならず、余計なことに気を取られずに瞑想できるところです。

グループで他の人と一緒に瞑想することは瞑想の助けになり励みになる、と多くの人が考えています。定期的に瞑想することは大事なことですし、瞑想会で決められたスケジュールのあるほうが、定期的に坐ろうという気持ちになる人がほとんどです。これで「忙しくて瞑想できない症候群」の問題はうまく解決できるでしょう。

おそらく皆さんが住んでいる地域にも瞑想をおこなっているグループがあるでしょう。静かな瞑想法を実践しているグループなら、瞑想法が異なっても気にすることはありません。

でも、グループでの瞑想に参加する一方で、自分ひとりで瞑想することも大切です。瞑想をするのにグループに依存しないようにしてください。正しく実践するなら、坐る瞑想は楽しいものです。グループを補助として利用してください。すがりつくものではないのです。

いつ坐るか？

坐るときに最も重要な原則は、仏教の教えである「中道」を実践することです。やりすぎてはなりませんし、中途半端にやるのもよくありません。気が向いたときに坐ればいいということでもありません。時間を決めて、穏やかに、忍耐強く、粘り強く瞑想するのです。

スケジュールをたてることは励みになるでしょう。でも、そのスケジュールが励みにならず重荷になっているなら、そのときは何かが間違っています。瞑想は義務でも拘束でもないのですから。

ヴィパッサナー瞑想は心の活動です。瞑想中、なまなましい感情や気持ちを扱います。そこで、毎回「瞑想に臨むときの心の姿勢」に注意を払うことが大切になります。心で思っていることは、そのとおりになりやすいものです。坐るのを楽しみにして坐るなら、うまくいくでしょうし、単調でつまらないものだと思って坐るなら、おそらくそうなるでしょう。

日常生活の中に無理のないよう瞑想を取り入れてください。日々の生活にうまく溶け込むよう、生活パターンを調整するのです。もし瞑想が単調でつまらないと感じ始めたら、何かを改善する必要があるのでしょう。

朝、起き抜けの時間は瞑想するのに最適の時間です。諸々の仕事に埋もれる前ですから、頭が新鮮です。朝、瞑想することは一日を始めるのにとてもよい方法です。気持ちが切りかわり、ものごとに効率よく取り組むための準備になります。一日をより明るくスムーズに過ごすことができるでしょう。

ただ、完全に目を覚ましてください。坐っていても居眠りしているなら進歩はありません。ですから寝るときにはしっかり睡眠をとってください。坐る前に顔を洗うかシャワーを浴びるのもよいでしょうし、血行をよくするために軽く身体を動かすのもよいでしょう。目を覚ますために必要なことをするのです。その後、坐って瞑想します。

瞑想する前に日常の活動に入らないようにしてください。瞑想するのを簡単に忘れてしまいますから。瞑想を朝一番にすべき最も大切なことにするのです。

夜も、朝と同様に瞑想をするのに適した時間です。心は日中に貯め込んだゴミでいっぱいになっています。そこで眠る前にそのゴミを取り除くのです。瞑想をすれば、心は清らかになり活性化します。気づきを再確立させて眠りにつくなら、熟睡できるでしょう。

瞑想を始めたばかりの頃は、一日に一度だけ坐る瞑想をすれば十分です。もう少し瞑想したいと感じるなら、少し増やしてもよいでしょう。

でも、やりすぎないようにしてください。初心者の方には「燃え尽き現象」がよく見られます。いきなり頑張って一日に一五時間も瞑想をし、それを二、三週間続けますが、その後、世の中を見てこう考えます。「瞑想をすると時間がなくなってしまう。犠牲になるものが多すぎる。自分には瞑想をしている時間はない」と。

この罠に陥らないようにしてください。最初の一週間で燃え尽きないようにしてください。あせれば、つまずきます。落ち着きを保ち、こつこつと着実に努力を続けるのです。生活に瞑想の時間を取り入れ、少しずつ穏やかに瞑想を実践してください。瞑想への興味が高まるにつれ、瞑想に費やす時間は増えていくでしょう。これは自然現象であり、たいがいは自然にそうなっていくものです。無理強いする必要はありません。

熟練した修行者は、一日に三時間から四時間くらい瞑想をしています。通常の日常生活を送りながら、その中で瞑想の時間をつくっているのです。そして瞑想を楽しんでいます。自然にそうなるのです。

どのくらい坐るか？

瞑想時間についても、同じ原則があてはまります。できるかぎり瞑想してください。でも、やりすぎはよくありません。

坐る瞑想の場合、初心者ならだいたい二〇分から三〇分くらいから始めます。始めのうちは長く坐ることはむずかしいものです。西洋の方は坐る姿勢に慣れていませんから、身体が慣れるまでには少し時間がかかるでしょう。同様に、心も慣れていませんから、心が慣れるまでにも時間がかかるでしょう。

瞑想に慣れてくるにつれ、時間を少しずつ延ばすことができます。一年ほど安定してこつこつ瞑想を続けてきた方は、一度に一時間くらい落ち着いて坐ることをおすすめします。

ここで重要なポイントがあります。ヴィパッサナー瞑想は苦行ではありません。自分を苦しめることが目的ではないのです。気づきを育てることが目的であって、苦痛を求めているのではありません。坐っているとき、多少の痛みは避けられません。とくに脚に生じてきます。痛みとその対処法については、本書の第十章でじっくり取りあげます。痛みなど不快感に対処するための特別な方法と心構えについて学びます。

ここでは次のポイントを覚えておいてください。瞑想は厳しい我慢比べではないということを。誰かに何かを証明する必要はありません。一時間、坐って瞑想したと自慢するために、耐えがたい痛みを無理に我慢して坐る必要はないのです。これはエゴの無駄な働きです。ですから初めはやりすぎないようにしてください。自分の限界を知ることが大切です。長い時間じっと動かずに坐ることができないからといって自分を責めないでください。

瞑想が生活の一部になるにつれて、瞑想時間を一時間以上に延ばすことができるでしょう。一般的には、いまの時点でどのくらいの時間、無理なく瞑想できるかを判断してください。次に、それよりも五分長く坐るのです。

坐る時間については厳しい決まりはありません。たとえきっちり時間を決めたとしても、その日の体調によって決めた時間坐ることができない場合もあるでしょう。でも、これはその日瞑想をしなくてもいいという意味ではありません。定期的に坐ることは重要です。一〇分だけでも瞑想することは大変有益なことなのです。

瞑想を始める前に、時間を決めてください。瞑想している最中に決めないようにしてください。もし瞑想中に決めると、心がいらだち、落ち着かなくなります。このいらだちは注意深く観察すべき重要な感情のひとつです。ですから現実的に瞑想できる時間を決めて、それを守るようにしてください。

時間を計るために時計を使うこともできますが、瞑想中どのくらい時間が経ったかと二、三分ごとにチラッチラッと時計を見るのはよくありません。集中が途切れ、心が乱れてしまいます。決めた時間が終わる前に瞑想をやめて立ち上がりたくもなります。これは瞑想をしているのではありません――時計を見ているのです。

時計を見るのは、決めた時間が過ぎたと感じてからにしてください。実際のところ、時計を見る必要はまったくありません。少なくとも瞑想しているあいだは見る必要はないのです。

一般的には自分が坐りたいと思う時間、坐るのがよいでしょう。このくらいの時間瞑想したら進歩する、といった魔法の時間はありません。一番よいのは、「最低このくらいの時間は瞑想する」と最低限の時間を設定することです。あらかじめ決めておかなければ、私たちは簡単に瞑想時間を短くしてしまうでしょう。何か不快を感じるたびに、あるいは落ち着かないと感じるたびに、瞑想から逃げ出してしまうのです。これはよいことではありません。

不快な経験は、瞑想している人なら誰でも直面する最も有益な経験です。ただ逃げ出さずに坐り続けるときにのみ、有益になるのです。

不快な感情を、静かに、明確に観察することを学ばなければなりません。注意深く観察してください。十分に観察するなら、不快感は心を支配する力を失っていくでしょう。このとき「不快感は単なる心の衝動であり、生まれて消えるものであり、すぐに過ぎ去るものにすぎない」とあるがままに理解することができるのです。このように観察することによって、人生は楽になるでしょう。

「訓練」という言葉は、ほとんどの方にとって厳しい言葉に聞こえます。棒を持った人が自分の前に立って、お前は間違っている、しっかりしろ、と叱っている姿が思い浮かびます。

他方、「自制心」はこれとは違います。自制心とは心の衝動の虚しい叫びに気づき、その本質を見抜くことです。本来、心の衝動には私たちを支配する力はありません。すべてのものは現象であり幻想なのですから。

心の衝動は、心に向かって叫び、威張り散らします。おだてたり、なだめたりもします。脅すこともあるでしょう。棒のようなものは持っていません。でも、習慣でこの衝動に負けてしまうのです。なぜ負けるのでしょうか？

それは恐怖を乗り越えて心の衝動をしっかり見ようとしないからです。衝動とは本来、空虚なものです。このことを理解する方法がひとつだけあります。本を読んだだけでは理解できません。自らの心を観察し、生まれてくるさまざまな現象——不安、あせり、いらだち、痛みなど——をただ観察するのです。観察しますが、それらに関わりません。正しく観察するなら、驚いたことに現象はスッと消えるでしょう。生まれて、消えるのです。とてもシンプルです。自制心、これを別の言葉で言うなら、忍耐です。

第九章　ヴィパッサナーを始める前に

Set-up Exercises

テーラワーダ仏教の国では、瞑想を始める前に毎回、ある決まった言葉を唱えるのが伝統になっています。アメリカの方はこうした言葉をチラッと見て、たいしたものではないと考え、しりぞけてしまいがちです。

しかしながら、この習慣は、実践的で献身的な人たちが考案し、改良して高められたものであって、非常に実用的な目的があります。ですから、しりぞける前に詳細に調べてみる価値はあるでしょう。

ブッダは、当時の社会体制を認めていなかったと言われています。厳しく儀式化された社会の中で生まれましたが、ブッダの考えは当時の身分階層制の因習を徹底的に打ち破るものでした。儀式のためだけに儀式を執りおこなうことをたびたび否定し、これについては頑としてゆずらなかったのです。でも、儀式は無駄なものであるという意味ではありません。儀式のためだけに厳重な儀式をおこなっても、それだけでは人が苦しみから抜け出すことはできないのです。

単に「言葉を唱えれば救われる」と信じることは、言葉や概念への依存を強めるだけです。これは言葉で表すことのできない真理を理解するほうへ向かうのではなく、むしろ真理から遠ざかってしまいます。ですから、この後ご紹介する言葉を唱えるときは、その言葉は何を意味するのか、なぜその言葉を唱えるのかを明確に理解した上で実践することが大切なのです。

仏教の言葉は、祈りでもマントラでもありません。魔法の呪文でもありません。心を清らかにするための道具であり、言葉を有効に用いるためには、心を積極的に働かせ、活発に活動させることが必要なのです。心を働かせずにただつぶやくことは、無意味なことです。

ヴィパッサナー瞑想は繊細な心の活動であり、成功するためには実践者の心の持ち方が鍵になります。瞑想は、穏やかで慈悲深い信頼の中で最も効果的に働きます。仏教の言葉は、心に穏やかさと慈しみが育つようつくられています。正しく使うなら、心を解放する道へと進んでいくでしょう。

三つの宝

ヴィパッサナー瞑想はきつい仕事です。本質的に孤独な活動であり、一個人が途轍もない強力な心の部分――煩悩――と闘うのです。本気で取り組むなら、やがて衝撃的な現実に直面するでしょう。ある日、心を観察していると自分が実際に闘っているものが途方もなく巨大なものであることに気づきます。必死で乗り越えようと奮闘しているものは、ひと筋の光も差し込まないほど堅牢な壁のように見えるのです。その前でうずくまり、巨大な壁をじっと見つめ、こうつぶやきます。「これを？この壁を乗り越えなければならないのか。そんなの無理だ！　壁がすべて。壁が世界のすべてだ。これまでこの壁を自分だと思い、まわりのあらゆるものを理解するために使ってきた。もしこの壁を崩せば全世界は崩壊し、私は死んでしまう。壁を越えることはできない。私にはできない」

これはとても恐ろしく、非常に孤独な感覚です。たったひとりで想像を絶するほどの巨大な壁を打ち砕こうとしている、と感じるでしょう。

この孤独感を解消するためには、自分はひとりではないということを理解することが役に立ちます。他の人も同じ道を歩んでいるのです。同じ壁に直面し、それを乗り越え、光への道を歩んでいます。壁を乗り越えられるよう戒律を守り、励まし合い、支え合う仲間が、私たちにはいるのです。

ブッダ（Buddha）はまさにこの壁を突破する道を発見しました。その後、大勢の人がその道を歩みました。ブッダは人々が壁を突破する道を歩めるよう、教え（Dhamma《ダンマ》）を説きました。また、その道を実践し、共に歩み進んでいくために僧と尼僧の社会（Sangha《サンガ》）を設立しました。私たちはひとりではありません。絶望する必要はないのです。

ヴィパッサナー瞑想にはエネルギーが必要です。厄介な心に向き合う勇気が必要ですし、坐って諸々の不快な感情を観察し続ける決意も必要です。怠けは役に立ちません。

そこで、瞑想の意欲を高めるために次の言葉を繰り返し心に言いきかせてください。このとき、言葉の意味を感じるようにしてください。意味をよく考えることが大切です。

「偉大なるブッダと聖なるお弟子様たちが歩まれた道を、私は歩もうとしている。怠け者はその道を歩むことができない。精進できますように。成功しますように」

生きとし生けるものへの慈しみ

ヴィパッサナー瞑想とは気づき（マインドフルネス）の実践のことであり、エゴを含まない気づきのことです。鋭く気づくことによってエゴが取り除かれていく瞑想法です。

実践者はまず、心と身体がエゴに支配されている状態から瞑想を始めます。エゴの働きを観察するにつれ、エゴの本質を洞察することができるようになります。これによってエゴが少しずつ消えていくのです。

しかし、ここにはどうしようもない矛盾があります。先ほども言いましたが、これはエゴのない気づきの実践です。瞑想を始めるとき、心はすっかりエゴに支配された状態なのに、どうやってエゴに気づくことができるのでしょうか?

どの瞬間にも気づきはいくらかあります。問題は、気づきを十分に集中させ、効果的に働かせることがむずかしいということです。

そこでこの問題を解決するために、巧みな手段を使って害の最たるものであるエゴを弱めていくのです。エゴが弱まれば、壁を乗り越えるための抵抗も少なくなるでしょう。

欲と怒りはエゴの代表的なものです。欲と怒りが心にあると、気づくことは非常にむずかしくなります。これは簡単に理解できると思います。何か異常なまでの欲に取りつかれているときに坐って瞑想しても、なんの成果も得られません。お金をもっと儲けようという計画に夢中になっているときに瞑想すると、瞑想のほとんどの時間を、おそらくそのことだけを考えて過ごすでしょう。最近、誰かに侮辱されて腹が立っているなら、心は怒りでいっぱいになっているでしょう。

一日の時間は限られていて、瞑想する時間は貴重なものです。時間を無駄にしないことが大切です。テーラワーダ仏教は、エゴの壁を、少なくとも一時的にでも取り除くための優れた方法を開発しました。一時的に対処しているあいだに、エゴの根源を永久的に取り除くヴィパッサナーを実践するのです。

ある思考を消すために、別の思考を使います。明るい思考によって暗い思考を落ち着かせることができるのです。与えることによって貪欲が消え、慈しみによって憎しみが消えます。しかしこれは、自分に催眠をかけて心を解放させようとしているのではないということをよく理解してください。催眠で覚りは得られません。覚りは条件づけられたものではありません。涅槃（Nibbāna《ニッバーナ》）は何にも条件づけられていない状態です。覚りに達し、解脱した人は真に寛大で慈悲深いですが、何かに条件づけられているわけではありません。心は本質から清らかになっているのであり、もはやエゴに邪魔されていないのです。何にも条件づけられていません。

この方法は、心を清らかにする心理療法です。指示どおりにクスリを飲むなら、いま心を苦しめている病気の症状は一時的にやわらぐでしょう。そのあいだに、病気そのものの治療に本格的に取り組むことができるのです。

まず、自己嫌悪と自己非難を追い払うことから始めます。最初に自分にたいして慈しみを向けます。これは比較的簡単にできるでしょう。

次に、親しい人にたいして慈しみを向けます。しだいに仲間の輪から外へと向けていきます。そして、自分の嫌いな人や自分を嫌っている人にたいしても慈しみを向けます。最後に、生きとし生けるものにたいして慈しみを向けます。正しく実践するなら、慈しみの瞑想は心を大きく改善させるでしょう。

ヴィパッサナー瞑想を始める前に、毎回、次の言葉を心の中で自分に言い聞かせてください。このとき意味をよく感じることが大切です。

私が、健康で、幸せで、安穏でありますように。
危害がありませんように。
願いごとが叶えられますように。
人生で避けられない困難や問題、失敗が生じたとき忍耐、勇気、理解、決意をもって乗り越えられますように。
道徳、誠実さ、ゆるし、思いやり、気づき、智慧で克服できますように。

私の父母が、健康で、幸せで、安穏でありますように。
危害がありませんように。
願いごとが叶えられますように。
人生で避けられない困難や問題、失敗が生じたとき
忍耐、勇気、理解、決意をもって乗り越えられますように。
道徳、誠実さ、ゆるし、思いやり、気づき、智慧で克服できますように。

私の先生たちが、健康で、幸せで、安穏でありますように。
危害がありませんように。
願いごとが叶えられますように。
人生で避けられない困難や問題、失敗が生じたとき
忍耐、勇気、理解、決意をもって乗り越えられますように。
道徳、誠実さ、ゆるし、思いやり、気づき、智慧で克服できますように。

私の親戚たちが、健康で、幸せで、安穏でありますように。
危害がありませんように。
願いごとが叶えられますように。
人生で避けられない困難や問題、失敗が生じたとき
忍耐、勇気、理解、決意をもって乗り越えられますように。
道徳、誠実さ、ゆるし、思いやり、気づき、智慧で克服できますように。

私の友人たちが、健康で、幸せで、安穏でありますように。
危害がありませんように。
願いごとが叶えられますように。
人生で避けられない困難や問題、失敗が生じたとき
忍耐、勇気、理解、決意をもって乗り越えられますように。
道徳、誠実さ、ゆるし、思いやり、気づき、智慧で克服できますように。

私の知らない人たちが、健康で、幸せで、安穏でありますように。
危害がありませんように。
願いごとが叶えられますように。

人生で避けられない困難や問題、失敗が生じたとき
忍耐、勇気、理解、決意をもって乗り越えられますように。
道徳、誠実さ、ゆるし、思いやり、気づき、智慧で克服できますように。

私の嫌いな人・私を嫌っている人たちが、健康で、幸せで、安穏でありますように。
危害がありませんように。
願いごとが叶えられますように。
人生で避けられない困難や問題、失敗が生じたとき
忍耐、勇気、理解、決意をもって乗り越えられますように。
道徳、誠実さ、ゆるし、思いやり、気づき、智慧で克服できますように。

生きとし生けるものが、健康で、幸せで、安穏でありますように。
危害がありませんように。
願いごとが叶えられますように。
人生で避けられない困難や問題、失敗が生じたとき
忍耐、勇気、理解、決意をもって乗り越えられますように。
道徳、誠実さ、ゆるし、思いやり、気づき、智慧で克服できますように。

この慈しみの言葉をすべて念じ終えたら、ヴィパッサナーに移ります。瞑想中、問題や悩みごとはすべて脇に置いておいてください。あらゆる荷物を降ろすのです。

もし瞑想中に問題や悩みが生じてきたら、それをそのまま気を逸らすものとして扱い、あるがままに観察してください。


慈しみの瞑想は、夜寝る前と朝目覚めてすぐの時間におこなうことをおすすめします。慈しみの瞑想をすれば熟睡することができますし、悪い夢を見ることがなくなり、朝早く起きやすくなると言われています。

また友人にも、敵にも、人にも、他の生命にも、すべての生命にたいして、より友好的でオープンになるのです。

心に生まれてくる最も有害な煩悩は、憎しみです。憎しみはとくに心が静かなときに生まれてくるものです。瞑想しているとき自分の心と身体に苦痛を負わせた何らかのできごとを思い出し、憎しみが込み上がってくることもあるかもしれません。憎しみは不安や緊張、動揺、悩みを引き起こします。坐り続けることができなくなったり、観察を続けることができなくなったりもします。したがって、ヴィパッサナー瞑想を始める前に、まず生命にたいする慈悲の瞑想から実践することを、仏教は強くすすめているのです。

なぜ嫌いな人や自分のことを嫌っている人にたいして慈悲の瞑想をするのか、と疑問に思う方もいらっしゃるでしょう。「私の嫌いな人や私を嫌っている人が健康で、幸せで、安穏でありますように。危害がありませんように。困難がありませんように。問題が起こりませんように。願いごとが叶えられますように。人生で避けられない困難や問題、失敗が生じたとき、忍耐、勇気、理解、決意をもって乗り越えられますように。道徳、誠実さ、ゆるし、思いやり、気づき、智慧で克服できますように」と、なぜ慈しみを向けなければならないのかと。

慈悲の瞑想を実践するのは、痛みや苦しみから解放されるため、心の安らぎを得るためであり、自らの心を清らかにするためである、ということを忘れないでください。慈悲の瞑想を実践するにつれて、偏見や先入観、差別、憎しみがなくなっていき、とても友好的に行動することができるようになるでしょう。その立派な行為によって、現実的に他者の苦痛をやわらげる手助けができるのです。思いやりとは、慈しみが行動に表れたものです。他者を助けることができるのは、思いやりのある人です。思いやりのない人は、他者を助けることができません。

立派な行為とは、慈しみをもって友好的に行為をすることです。行為には考えること、話すこと、行動することの三つがあります。この三つの行為が矛盾しているなら、何かが間違っていますし、立派な行為にはなりえません。

それから、実践的に見ても「あの人が嫌い」と考えるよりも「すべての生命が幸せでありますように」と立派な思考を育てるほうが遥かによいでしょう。この立派な思考は、いつか立派な行動として表れるでしょうし、反対に、悪意のある思考は悪い行動として表れるのです。

頭で考えたことは、その結果として言葉や行動に表れる、ということを覚えておいてください。行為は、それに相応する具体的な結果をもたらします。ですから常に慈しみの思考で話し、行動するようにしてください。

口では慈しみについて話していながらも、慈しみとはまったく逆の行動をしたり話したりしているなら、賢者に非難されるでしょう。慈しみの心が育つにつれ、思考と言葉と行動は、やさしく、穏やかで、意味のある、正直なものになり、自分にも他者にも役に立つものとなります。

もし思考と言葉と行動が自分や他者、あるいは両者に害を与えているなら、そのときは自分に本当に慈しみがあるのだろうかと問う必要があるでしょう。

実際のところ、もし嫌いな人や自分を嫌っている人がみんな健康で幸せで穏やかで、問題や痛み、苦しみ、悩み、神経症、精神病、妄想症、恐怖、緊張、不安などがなければ、その人は敵にならないでしょう。

そこで私たちが実際に取り組むべきことは、敵が問題を乗り越えられるように手助けすることです。そうすれば、幸せで穏やかに生活することができるでしょう。もし可能なら、自分の心を敵にたいする慈しみで満たし、彼らに本当の幸せとは何かということに気づいてもらえるようにするとよいかもしれません。そうしたとき、私たちは幸せに穏やかに暮らすことができるのです。

人は神経症や精神病、恐怖、緊張、不安があればあるほど、ますます問題や痛み、苦しみを世の中にまき散らします。性格が悪くて凶暴な人を道徳的で立派な人に改善することができたなら、それは奇跡とも言えるでしょう。

まずは、自分の汚れた思考を清らかな思考に入れかえるために、慈しみと智慧を心に十分育ててください。

誰かを憎んでいるとき、心の中でこのように考えているのではないでしょうか。「あの人が醜くなったらいいのに。痛い目に遭えばいいのに。繁栄しなければいいのに。金持ちにならなければいいのに。有名にならなければいいのに。友だちがいなくなればいいのに。死後、地獄に落ちて永遠に苦しめばいいのに」などと。

しかし実際に起こることは何かといいますと、自分の身体に有害な化学物質が生まれ、その結果、痛みや緊張、心拍数の上昇、食欲不振、睡眠不足になり、顔つきが変わり、他人に非常に不機嫌にうつるということです。敵にたいして望んだ同じことを、自分自身が経験することになるのです。

それから、心は沸騰したお湯のように煮立っていますから、真理をあるがままに見ることができなくなります。また、どんなにおいしいものを食べても味がよくわからない人のようなものです。

同様に、心に憎しみがあると、他人の容姿や達成、成功などを理解することができません。心がこのような状態であるかぎり、瞑想はうまくいかないでしょう。

したがって、ヴィパッサナー瞑想を始める前に、慈悲の瞑想を実践することを強くおすすめします。

本章で紹介した慈悲の瞑想の言葉を、よく気をつけて意味を考えながら繰り返し念じてください。念じるときは、まず自分にたいして正直に慈しみを向けます。それからその慈しみを他者に向けるのです。自分にないものは他者と分かち合うことができないのですから。

ただ、もう一度言いますが、これは魔法の言葉ではありません。言葉がひとりでに機能することはないのです。もし言葉だけを唱えているなら、それは時間とエネルギーを無駄に費やしているだけです。

そうではなく、慈悲の瞑想を真剣に実践し、意味をよく考え、エネルギーを注ぐなら、非常に効果があるでしょう。

試しにやってみてください。自分で確かめてみるのです。

第十章 問題に対処する

Dealing with Problems

ヴィパッサナー瞑想をしていると、問題にぶつかるでしょう。瞑想する人は誰でも自分の問題にぶつかるものです。問題のかたちも重さもそれぞれさまざまですが、一〇〇パーセント確実なことは、自分も問題にぶつかるということです。

問題に対処するための最もよい方法は、問題に正しく向き合うことです。問題というものは、瞑想に欠かせない要素です。避けるものではなく、利用すべきものです。とても貴重な学びの機会を与えてくれるのです。

人は人生の泥沼に嵌まっています。そこから抜け出せないのは、いつでも問題から逃げ、欲望を追い求めているからです。瞑想は、この心の状況を観察し、それに対処する方法を見出すための研究室のようなものです。瞑想中、心に生じてくるさまざまな問題や困難、つまずきをうまく利用してください。こうしたものは私たちが瞑想で取り組むべき材料なのです。

苦がいくらかなければ楽はありません。楽がいくらかなければ苦もありません。人生には喜びもあれば悲しみもあります。この二つは密接に関連しています。

瞑想も例外ではありません。うまくできるときもあれば、うまくできないときもあるでしょう。喜びも経験すれば、恐れも経験するでしょう。

ですから、分厚い壁のようなものにぶつかったと感じても、驚かないでください。自分は普通ではないと思わないように。経験豊かな瞑想実践者なら、誰でも自分の壁にぶつかっているのです。何度も何度もぶつかるでしょう。

そこで、壁にぶつかることをあらかじめ想定し、それに対処できるよう心の準備をしておくのです。問題に対処できるかどうかは、心の持ち方しだいです。

もし問題を自分の心を成長させるよい機会だと考えれば、心は成長していくでしょう。瞑想中に心の問題に対処できた能力は、日常生活の中で活かされ、自分を悩ませている大きな問題をスムーズに解決できるようになるでしょう。

もし瞑想中に生まれてくる不快な現象をすべて避けてしまったら、人生をすでに耐えがたいものにしている悪いクセを強めることになるのです。

人生の不快な面に向き合えるようになることは不可欠です。瞑想で私たちがすべきことは、忍耐し、あらゆる悲しみや不完全さをそなえた自分を、偏見を入れずに客観的に観察することです。

自分を大切にすることを学んでください。不快なものを避けることは、長い目で見れば結局、自分を大切にしていないということです。逆に不快なことが起こったとき、それに向き合うことが自分を大切にしているということなのです。

困難の対処法として世の中でよく使われている方法のひとつに、自己暗示があります。何か嫌なことが起こったとき、「そんなものはない」となかったことにしたり、「これは本当は嫌なことではなく、楽しいことだ」と自分に言い聞かせたりするのです。

ブッダの方法はこれとはまったく異なります。ブッダは、嫌なことを隠したり、ごまかしたりするのではなく、それを終わりまで観察するようにと教えられました。

また、いま生じていない感情は新たに生じさせないようにし、いま生じている感情は避けないようにするのです。もしいま不快を感じているならば、それが事実であって実際に生じていることです。ですからその不快な感情に向き合うのです。逃げずに、まっすぐ、それを見てください。何か嫌な感情を経験しているときには、それを調べ、注意深く観察してください。現象を研究し、その構造を学ぶのです。

罠から抜け出すには、罠そのものをよく調べ、それがどのように組み立てられているかを理解することです。そのために罠を一つひとつバラバラに分けて見るのです。バラバラに分解したなら、もう罠にとらわれることはないでしょう。このようにして罠から解放され、自由が得られるのです。

これは重要なポイントですが、仏教では最も当たり前の教えのひとつです。仏教の表面しか学んでない人はすぐに、仏教は悲観的な教えだと結論づけます。いつでも苦しみなど不快なことをくどくど繰り返している――痛みや死、病気など不快な現実に直面することを説いている、などと言うのです。

しかし、仏教徒は悲観的だと見ていません。実際、まったく悲観的ではないのです。痛みは私たちに普通にあるものです。痛みの中には避けられない痛みもあります。そうした避けられない痛みの対処法を身につけることは悲観的なことではありません。非常に現実的なことです。

もしあなたの配偶者が亡くなったとしたら、どのように受けとめるでしょうか？　もし明日あなたのお母さんが亡くなったら、どう感じるでしょうか？　お姉さんやお兄さん、妹、弟、親友が亡くなったら、どう感じますか？　あるいは一日にして失業し、貯金をなくし、両脚が動かなくなったと想像してみてください。残りの人生を車椅子で過ごすことを受け入れられるでしょうか？　末期ガンを患ったとき、その痛みに向き合うことができるでしょうか？　死が近づいてきたとき、自分が死ぬという現実に向き合えるでしょうか？

こうした不幸から逃げようとする人がほとんどです。でも、逃げることはできないのです。人生のある時期に、友人や親戚を亡くすこともあるでしょう。ときどき病気になることは誰にでもあります。少なくとも、人はいつか死ぬのです。このような苦しみを見ないこともできますが、直面することもできます。どちらを選ぶかは自分しだいなのです。

痛みを避けることはできませんが、苦しみを避けることはできます。痛みと苦しみは別々の獣です。突然、何か惨事が襲ってきたら、いまの私たちの心の状態では苦しみに陥るでしょう。心を支配しているクセが、心を苦しみに閉じ込め、苦しみから逃れられないようにさせるのです。

そこで、このクセの代わりになるものはないかと少し考えてみてください。多くの人は、どうすればもっと楽しめるのか、どうすればもっと痛みが減るのかを考えることに全エネルギーを費やしています。仏教は、このような行為をすべてやめなさいとは言っていません。お金や安全があることはよいことですし、痛みは避けられるものならいつでも避けるべきです。持っている物をすべて捨てなさいとか痛みを追い求めなさいなどとは誰も言っていません。

仏教がすすめているのは、痛みの中には避けられないものもあるのだから時間とエネルギーを費やして不快への対処法を身につけてください、ということです。

たとえばトラックが自分めがけてどんどん走ってきたら、その場から何としてでも離れるでしょう。瞑想でも同じです。不快なことに対処する方法を身につけることでのみ、目に見えない問題に対処できるのです。

瞑想中、さまざまな問題が生じてきます。身体の問題もあれば、感情の問題もあり、考え方の問題もあります。どの問題にも直面することができます。問題にはそれぞれ具体的な対応があります。どの問題も、自分の心を解放させるよい機会なのです。

問題1　身体の痛み

痛みが好きな人はいないでしょう。好きではないのですが、誰もが必ず痛みを経験しています。痛みは人生で最も一般的な感覚のひとつであり、瞑想中さまざまなかたちで必ず生じてきます。

痛みに対処するには二段階のプロセスがあります。まず、なるべく痛みを取り除くこと、少なくとも可能なかぎり取り除くことです。それでも痛みが続くなら、二番目の段階、痛みを瞑想の対象として使うのです。

一番目の段階は、物理的に痛みに対処することです。もしかするとその痛みは何らかの病気や頭痛、熱、傷などかもしれません。その場合、坐って瞑想する前にクスリを飲んだり塗布薬をぬったりなど、通常おこなっている処置をしてください。

それから、坐る姿勢から特有に生まれてくる痛みもあります。これまで脚を組んで坐ったことのない人は、その姿勢に慣れるまで少し時間がかかるものです。痛みの中には避けるのがむずかしいものもあるのです。

痛みがどこにあるかによって対処法が異なります。脚や膝が痛いなら、ズボンをチェックしてみてください。きつく締めつけていたり、生地が硬いのが問題かもしれません。そのときはズボンをかえてください。

座布団もチェックしてみてください。坐ったときに七から八センチほどの高さがあるとよいでしょう。

腰回りが痛いなら、ベルトをゆるめましょう。必要ならズボンのウエストもゆるめてください。

腰が痛いときは、おそらく姿勢が悪いのでしょう。前かがみの姿勢は決して楽ではありません。背筋をまっすぐに伸ばしてください。緊張させたり硬直させたりせずに、背骨をピンと伸ばすのです。

首や背中の上部が痛む場合には原因がいくつかあります。まず、手を置く位置が正しくないのでしょう。両手を膝の上や組んだ脚の上に楽にのせておいてください。腰のあたりまで引き上げないようにしてください。

両腕と首の筋肉はリラックスさせます。頭は前にうなだれないように。頭を上げ、背骨と一直線になるように保ってください。


このようにして身体を調整し、それでもまだ痛みがあるようなら、その場合、二番目の段階を試みます。痛みを瞑想の対象にするのです。

痛いからといって、すぐに立ち上がったり身体を動かしたりしないようにしてください。マインドフルに痛みを観察するのです。

痛みが強くなるにつれ、呼吸から注意が逸れていることに気づくでしょう。このとき、無理やり呼吸に気づこうとしないでください。気づきを静かに痛みの感覚に向け、痛みを十分に感じるのです。痛みを抑えようとせず、感覚を観察してください。痛みにたいする拒絶反応を乗り越え、そこにある感覚を純粋に観察するのです。

このとき、二つのものがあることを発見するでしょう。ひとつはシンプルな感覚——つまり痛みそのものです。もうひとつは、痛みへの抵抗です。抵抗には「精神的な抵抗」と「身体的な抵抗」があります。

「身体的な抵抗」には、痛みの部分とその周辺の筋肉の緊張があります。このとき痛い部分の筋肉をリラックスさせてください。筋肉一つひとつをほぐすようにし、十分にリラックスさせていきます。

これだけで痛みはかなり軽減するでしょう。

次に、「精神的な抵抗」にも気づいてください。身体が緊張しているのと同じように、心も緊張しています。心の痛みを抑圧したり意識から排除しようとして、痛みを拒絶しているのです。拒絶とは、言葉を使わずに「この感覚は嫌だ」とか「なくなってほしい」といった心の状態のことです。これは非常に微妙な感覚です。でも、あるのです。よく観察すれば、発見できるでしょう。それを見つけ、リラックスさせてください。

心の抵抗は微妙な感覚です。この働きを正しく言い表すことのできる言葉はありません。これを理解する最もよい方法は、類推することです。まず、身体の筋肉の緊張をほぐすためにおこなったことを考察します。そして、それと同じことを心にもします。身体をリラックスさせたのと同じように、心をリラックスさせるのです。

仏教は、身体と心は密接に関連し合っていることを認めています。これは紛れもない事実です。でも、多くの人はこの段階的な手順で類推することはしません。彼らは、身体をリラックスさせることは心をリラックスさせることであり、心をリラックスさせることは身体をリラックスさせることである、と考えています。身体と心のリラックスを、ひとつのプロセスとして考えているのです。

いずれにせよ、気づきが心の壁をゆっくりと通りすぎ、自然に流れている呼吸の感覚に落ち着いて留まるまで、痛みをそのまま観察してください。それは自分がつくった壁でした。「自」と「他」のあいだにある隔たりでした。「私」と「痛み」のあいだにある境界線でした。この境界線をなくせば、分離もなくなります。

押し寄せる痛みの感覚の波にゆっくりと入っていき、痛みに溶け込みます。自分が痛みになるのです。その感覚を観察していると、驚くことが起こります。もはや苦しみがないのです。苦しみが消えています。痛みだけが残り、痛みだけを経験し、痛み以外は何もありません。苦しみをもたらしていた「私」という感覚が消えたのです。その結果、痛みから解放されるのです。

これは段階的なプロセスです。初めのうちは小さな痛みにうまく対処できるでしょうが、大きな痛みには対処できないでしょう。痛みへの対処法は、何かのスキルを身につけるのと同じように、訓練すれば育つものです。実践すればするほど、より多くの痛みに対処することができるようになるのです。

それから、これは自分を痛めつけることではないということをよく理解してください。苦行ではありません。気づきの訓練であって、自分を苦しめることではないのです。ですから坐っているときに痛みが耐えがたいものになってきたら、動いてください。ただ、マインドフルにゆっくりと動くのです。動きを観察してください。動くと痛みはどう感じるでしょうか？　動いたとき痛みがどう変わるのかを観察します。痛みが小さくなるのを観察します。でも、動きすぎないようにしてください。動きが少なければ少ないほど、気づきを保ちやすいのです。

瞑想を始めたばかりの方の中には、痛みがあるとマインドフルになれず、気づきを保つのがむずかしいと言う人もいます。むずかしいというのは、その人の誤解です。気づきと痛みは別のものだと考えているからです。別のものではありません。気づきは、気づきそれだけでは存在できないのです。いつも何か対象がありますし、対象はどれも同等です。痛みは心の現象です。呼吸にマインドフルになるのと同じように、痛みにもマインドフルになることができるのです。

第四章で、ヴィパッサナー瞑想をするときの心の持ち方について述べましたが、これは痛みにも適用できますし、他のあらゆる心の状態にも適用できます。

いま感じている痛みを大げさに見ないように気をつけなければなりませんし、十分に感じないのもよくありません。

いまある痛みに何も加えないよう、また何も見逃さないようにしてください。純粋な痛みの経験を、概念やイメージ、妄想で濁らせないでください。いま感じている痛みに瞬間瞬間、気づき続けるのです。そうすれば、痛みの始めも終わりも見逃すことはないでしょう。

気づきという明晰な智慧で痛みを見なければ、恐怖や不安、怒りなどの感情が生まれてきます。正しく観察するなら、そのような不快な感情は生まれてこないでしょう。痛みはただの感覚であり、シンプルなエネルギーにすぎないのです。

いったん痛みに対処するスキルを身につけたなら、そのスキルを他の現象にも適用することができるでしょう。どんな不快な感覚にも用いることができるのです。不安や慢性的な落ち込みにも取り組むことができるでしょう。

これは人生において最も有益で役に立つスキルのひとつです。そのスキルとは、忍耐です。

問題2　脚のしびれ

初心者にとって瞑想中に脚がしびれることはよくあることです。これは、ただ脚を組んで坐ることに慣れていないだけなのですが、脚がしびれるとすごく不安になる人がいます。立ち上がって歩かなければと心配するのです。なかには血行が悪くなって壊疽《えそ》になるのではないかと考える人もいます。脚がしびれても、心配する必要はありません。しびれているのは神経が圧迫されているからであり、血液の循環が止まったわけではありません。坐っただけでは脚の組織を損傷することはないのです。

ですからリラックスしてください。瞑想中に脚がしびれたら、その現象を注意深く観察してください。どんな感じがするのかを観察するのです。不快を感じるかもしれませんが、緊張しなければ痛みはないでしょう。落ち着いて、しびれを観察してください。

瞑想しているあいだ中ずっと脚がしびれていても、気にすることはありません。何度か瞑想を続ければ、しびれは徐々になくなっていくでしょう。毎日瞑想すれば、身体は慣れていきます。やがて長い時間坐っていても、しびれは問題にならなくなるでしょう。

問題3　不思議な感覚

瞑想中いろいろな現象を経験するでしょう。かゆみを感じることもあれば、うずくような痛み、深いリラックス感、身体が軽くなる感じ、浮いているように感じることもあります。また、大きくなる感じ、小さくなる感じ、空中に上がっていくように感じるかもしれません。初心者の方はこのような感覚を経験すると、ひどく浮かれてしまいます。どんな現象が起こっても、気にしないでください。空中浮揚している感覚はすぐになくなりますから。

リラックスするにつれて、神経組織はこれまでよりも効率的に感覚信号を伝達するようになります。これまでブロックされていた感覚情報が大量に流れ始め、普段は感じない特異な感覚をいろいろ引き起こすのです。

だからといって、こうした現象は特別なものではありません。単なる感覚にすぎないのです。ですから他の感覚を扱うのと同じように扱ってください。生まれるのを観察し、消えるのを観察するのです。現象に巻き込まれないようにしてください。

問題4　眠気

瞑想中に眠くなることはごく普通にあります。瞑想していると、心が安らいでリラックスします。このとき眠気が生じるのです。嫌なことに、この心地よい気持ちになるのはたいてい眠りに入ろうとしているときで、だんだんうとうとし始めます。そしていつのまにか眠っているのです。

眠気が生じたとき、それにマインドフルに気づいてください。眠気には、はっきりと見分けられる特徴があります。眠気は思考に、ある影響を与えるのです。それを発見してください。また、眠気に関連するある身体の感覚もあります。それも探究するようにしください。この探究心は眠気と正反対のもので、眠気を吹き飛ばすのです。

もし眠気が消えない場合は、身体に何か原因があるのかもしれません。それを調べ、対処してください。もしかすると食べすぎが原因かもしれません。瞑想する前は食事を軽めにとるほうがよいでしょう。もしお腹いっぱい食べてしまったら、一時間ほど待ってください。当たり前のことを見過ごさないように。たとえば一日中レンガを積んでいたなら、身体は当然、疲れているでしょう。昨晩二、三時間しか眠っていない場合も同じです。身体に必要なことをおこなってください。それから瞑想するのです。

瞑想しているときは、眠気に負けないでください。目を覚まし、気づいてください。眠気と気づきは正反対の経験です。眠気から智慧は現れません。瞑想によってのみ、智慧が現れるのです。

眠気が強い場合には、息を深く吸い、吸いきったところでできるだけ止めます。そしてゆっくり吐いてください。もう一度息を深く吸い、できるだけ止め、ゆっくり吐いてください。これを繰り返します。そうすれば身体があたたまり、眠気はなくなるでしょう。眠気がなくなったら通常の呼吸に戻るのです。

問題5　集中できない

心が過度に活発になりすぎて落ち着きがなくなることは、誰でもときどき経験するでしょう。心の散漫の対処法については、次の章で詳しく取りあげます。ここでは、心の散漫には外的要因があることを知っておいてください。

この問題は、スケジュールを少し調整することで効果的に対処することができます。心に抱くイメージは強力なもので、心に長く留まります。物語などはそうした技術を直接、巧みに利用したものであり、上手な作家が書いたものなら、登場人物や絵は読む人の心に強く長く影響を与えるでしょう。もし今年最も人気のある映画を観た後に瞑想するなら、瞑想中、頭の中は映画の印象でいっぱいになるでしょう。もしこれまで読んだことのない、ものすごく怖いホラー小説を読んでいる途中にいったん中断して瞑想するなら、瞑想中、頭の中には恐ろしい残忍な場面が次々に浮かび上がってくるでしょう。

そこで、順番を入れかえることが大切です。瞑想を先にしてください。瞑想が終わった後、小説を読んだり映画を観たりするのです。

もうひとつ影響力のある原因は、自分自身の感情です。日常生活で何か問題があると、その動揺が瞑想に持ち込まれるのです。

そこで、瞑想する前にできるかぎり身近な問題を解決するようにしてください。そうすれば日々の生活は穏やかになるでしょうし、瞑想中に無駄なことを考えることもなくなるでしょう。

だからといって、これは問題を解決するまで瞑想をしなくてもいいという意味ではありません。問題の中にはすぐに解決できない問題もありますから。その場合はとにかく瞑想してください。瞑想し、狭い見方にとらわれている自己中心的な態度をすべて手放すのです。そうすれば、その後何か問題が起こったときには簡単に解決することができるでしょう。

それから、心がまったく落ち着かず、その原因がはっきりわからないという日もあるでしょう。前にも述べましたが、瞑想には波があるということを思い出してください。うまくできる日もあれば、できない日もあるのです。

ヴィパッサナー瞑想は、第一に気づきの実践です。いま心で起きていることに気づくことが重要であって、心をからっぽにすることはそれほど重要ではありません。もし何かに夢中になって、やめることができないなら、その状態に気づき、観察してください。それも自分です。結果として、自己探究の旅がまた一歩進むでしょう。

それから、頭の中でおしゃべりが止まらないからといってイライラしないでください。そのおしゃべりも、気づくべきもうひとつの現象にすぎないのです。

問題6　退屈

一時間何もせずにじっと坐って、ただ鼻から空気が出たり入ったりするのを見ていることほど退屈なことはありません。瞑想をしているとき、退屈だと感じることに何度もぶつかるでしょう。誰もがそうなのです。

退屈というものは心の状態のひとつであり、対処すべきものです。これに対処するのに役立つ簡単な方法を二つ紹介しましょう。

方法① 気づきを再確立する

呼吸を観察し続けることが退屈になっているなら、きっと次のことが問題になっているのでしょう。正しく気づいていないのです。もし気づいているなら、退屈になることはありません。もう一度観察してください。呼吸のことはわかっているなどと考えないように。観察すべきものはすべて観察したと思い込まないでください。そう考えているなら、瞬間瞬間の生きた現実を観察していないのです。概念化しています。

呼吸や他の現象にはっきりと気づいているなら、決して退屈にはなりません。気づきとは、子どものような目で興味を持ってあらゆるものを見ることです。瞬間瞬間の現象を、宇宙において最初で唯一の瞬間であるかのように見ることです。さあ、もう一度よく観察してください。

方法②　退屈を観察する

退屈という状態をマインドフルに観察してください。退屈とはどのようなものでしょうか？　退屈はどこにあるのでしょうか？　どのように感じるのでしょうか？　どのように構成されているのでしょうか？　身体ではどのように感じるのでしょうか？　思考にどのような影響を与えているのでしょうか？

退屈を、生まれて初めて経験するかのように新鮮な気持ちで観察してみてください。

問題7　恐怖

瞑想中、はっきりした理由がないのに恐怖を感じることがあります。これはよくある現象で、原因がいくつか考えられます。

可能性①　ずいぶん前に心に抑圧した何かの影響を、いま経験しているのかもしれません。思考はまず無意識の領域で生じるということを思い出してください。思考が複雑に集まった感情は、思考が表面化するよりもずっと前に、よく意識に漏れ出てきます。過去に抑圧した恐怖の記憶が、瞑想中に私たちが耐えられるところまで浮かび上がってくることもあるのです。

可能性②　誰もが持っている恐怖、いわゆる「未知なるものへの恐怖」に直面しているのかもしれません。瞑想を続けていると、ある時期、自分がおこなっていることがいかに重大なことかに気づいて行き詰まります。これまで、人生はこういうものだと自分に言い聞かせ、現実の厳しい炎から身を守るためにずっと築いてきた幻想の壁を、いま壊しているのです。まさに究極の真理に直面しようとしています。これは怖いことです。しかし、いつかは取り組まなければならないことです。勇気を出して恐怖に向き合ってください。

可能性③　いま感じている恐怖は、自分が引き起こしている可能性があります。誤った集中から生じているのかもしれません。これは無意識のうちに「生じたものを調べる」というプログラムを設定しているのでしょう。それで怖い幻想が生じると、誤った集中が働き出し、それを自動的に追跡します。恐怖の幻想が、集中のエネルギーを糧にして増大していくのです。

ここでの本当の問題は、気づきが弱いことです。もし気づきが鋭く働いているなら、誤った集中が働き出すとすぐにそれに気がついて、いつものやり方でその状況にうまく対処できるでしょう。

恐怖が生じるのを観察し、恐怖がもたらす影響を調べてください。どのように感じるのか、身体にどのような影響を与えているのかを見るのです。

恐怖の原因がいかなるものであれ、気づくことが治療法です。恐怖をありのままに観察してください。客観的に観察し、執着しないように。恐怖が生まれるのを見、恐怖がもたらす影響を調べてください。どのように感じるのか、身体にどのような影響を与えているのかを見るのです。

もし恐怖の妄想にとらわれていることに気づいたら、ただそれを注意深く観察してください。映像は映像として観察し、妄想は妄想として観察します。生じている感情を観察し、それをあるがままに見るのです。

感情から離れて、それに関わらないようにしてください。好奇心の強い見物者のように、感情全体の動きを観察するのです。

最も重要なことは、生じたものと闘わないことです。思い出や感情、妄想を抑圧しないようにしてください。そうしたものから一歩離れ、さまざまな混乱を湧き上がらせ、過ぎ去らせるのです。

このようにしても傷つきはしません。なぜならそれはただの妄想や記憶であり、幻想だからです。単なる恐怖にすぎないのです。

意識の領域でこのプロセスを実行すると、その恐怖はもう無意識の領域に沈み込みことはないでしょう。後でまた戻ってきて、心を脅かすことはありません。永遠に消えるのです。

問題8　いらだち

いらだちは、無意識の中で起こっている何か深い経験を覆い隠している場合が多いものです。人は感情を抑圧することが得意です。不快なことに向き合うよりはむしろ、それを葬り去ろうとします。そうすれば、不快な問題に対処する必要がないと考えているのです。

しかし残念ながら、この解決策ではうまくいきません。少なくとも十分ではないのです。不快なことを隠しますが、隠すために費やした心のエネルギーは、依然、無意識の領域にあり、そこで煮立っています。その結果、いらだちや動揺など不安感が生まれてくるのです。はっきり突き止められるものはありません。心は落ち着かず、リラックスできないのです。

瞑想中この不快な感覚が生じたなら、ただ観察してください。それに支配されないように。立ち上がって逃げ出さないでください。闘ったり、無理になくそうとしたりしないでください。ただそこにあるものをそのままマインドフルに観察するのです。そうすれば、抑圧されていた感情はやがて表面に表れてきて、自分を悩ませていたものを発見することができるでしょう。

これまで私たちは不快なことを避けようとしてきました。それには罪悪感や欲、さまざまな問題、軽い痛み、ちょっとした病気、迫りくる病気にたいする不安など何でもあります。それが何であれ、それらを生じさせ、マインドフルに観察してください。ただ静かに坐っていらだちを観察するなら、いらだちはやがて過ぎ去っていくでしょう。

いらだちを最後まで観察することは、ヴィパッサナー瞑想のプロセスにおいてちょっとした突破口になるでしょう。いらだちは多くのことを教えてくれます。それは本来、実体のない表面的な心の現象であることが発見できるでしょう。本質的に、束の間のものです。生じては消え、生じては消えます。いらだちには私たちを支配する力はまったくないのです。

問題9　頑張りすぎ

熟練した瞑想の実践者を見ると、たいていかなり気楽に生きていることがわかります。彼らは人間の宝の中で最も価値あるもののひとつ、ユーモアのセンスを持っています。これはトークショーの司会者のような上っ面だけのしゃれた受け応えではなく、本物のユーモアです。自分の欠点や失敗を笑いとばすことができますし、自分に災難が降りかかっても笑っていることができるのです。

瞑想を初めたばかりの方はひどく深刻になりすぎることがよくあります。ですから少しは笑うとよいでしょう。瞑想をするときに大切なことは、肩の力を抜いてリラックスすることです。心に何が生じても、それを観察し、対応することが必要です。もし瞑想をひどく深刻にとらえて、緊張し、奮闘しているなら、瞑想はむずかしくなるでしょう。

初心者の方には、結果をしきりに得たがる人が多くみられます。頭の中は巨大な期待感でいっぱいになっています。いきなり瞑想を始め、ほんのわずかな時間で途轍もなく大きな結果を得ようと期待しているのです。強引で、心が張り詰めています。汗をかき、神経をピリピリさせています。すべてがとんでもなく深刻で重苦しいのです。

心が張り詰めた状態は、マインドフルに気づいている状態と正反対です。このような状態では、当然ながら善い結果はほとんどありません。それで彼らは、この瞑想はあまりよいものではないと結論づけます。望んだものが得られなかったと考えて、やめてしまうのです。

瞑想について学ぶことができるのは、瞑想を正しく実践することによってのみである、ということに目を向けなければなりません。正しく、直接経験することによってのみ、瞑想がどのようなものか、どこへ行き着くのかを学ぶことができるのです。でも、初心者の方はまだその感覚をほとんど身につけていませんから、自分がどこに向かっているかわからないのです。

初心者の方が期待しているのは、言うまでもなく無知で非現実的なことです。間違った期待であり、役に立つものではありません。これは瞑想のさまたげになります。

あまりにも無理しすぎると、頑固になり不幸になります。罪悪感が生じたり、自分を責めたりもします。無理しすぎると、努力は機械的になり、実践を始める前に気づく力がなくなってしまうのです。
ですから期待を持たないことが賢明です。期待や緊張を捨て、穏やかに落ち着いて努力し、ただ素直に瞑想してください。ヴィパッサナー瞑想を楽しみ、苦労や奮闘で自分を追い込まないようにしましょう。ただ気づくだけでよいのです。瞑想それ自体が、将来をうまく管理してくれるでしょう。

問題10　落ち込み

頑張りすぎることの原因は、不満です。心が張り詰めてしまうのです。そのような状態では、善い結果はありません。それで、自分が期待していたような進歩がないと考えて落ち込み、失望感を味わうのです。

これはとても自然な流れですが、避けることもできます。原因は、非現実的な期待を叶えようと努力奮闘することにあります。これはよくあることで、どんなに役立つアドバイスを聞いても、期待して落ち込んでしまうのです。

そこで、解決法があります。落ち込んだとき、その心の状態を明確に観察するのです。何も付け加えないでください。ただ観察するだけです。落ち込みや挫折感は、一時的な感情反応にすぎません。

それに関われば、力を増し、さらに強まっていくでしょう。反対にただ脇に立って観察するなら、感情は過ぎ去っていくのです。

瞑想で挫折感を味わって落ち込んでいるとき、それに対処することはそれほどむずかしいことではありません。たとえば瞑想で失敗したと感じているとしましょう。気づきがなかったのです。そのようなとき、その失敗感にただマインドフルに気づいてください。そうすることで、気づきを再確立することができるのです。

失敗の原因は、記憶や妄想にほかなりません。瞑想に失敗などありません。困難や妨害はあるでしょう。しかし、完全に瞑想をやめてしまわないかぎり、失敗はないのです。たとえまるまる二〇年間ぐずぐずして何の進歩がなくても、気づこうと決意した瞬間、いつでも気づくことができるのです。自分の決意しだいです。

それから後悔も、気づきがないことから生じます。気づいていなかったことを認識した瞬間、その認識自体が気づきになるのです。ですから続けてください。感情のほうに脱線しないことです。

問題11　抵抗

瞑想する気になれないときもあるでしょう。これは本当に嫌な感じです。一回くらい瞑想をしなくてもたいしたことはないと思うかもしれません。でも、これはクセになりやすいのです。抵抗を克服して前に進むほうが賢明です。とにかく坐るのです。そして嫌悪感を観察してください。ほとんどの場合、それは一時的な感情であり、目の前で消える線香花火のようなものです。五分も坐れば嫌悪感はなくなるでしょう。

それから、その日機嫌が悪くてそれをずっと引きずっているために瞑想したくないというときもあるでしょう。でも、その機嫌の悪さも一時的なものです。その日ずっと不機嫌なまま残りの時間を台無しにするよりは、二〇分か三〇分ほど瞑想して不機嫌を取り払ったほうがよいでしょう。

また、抵抗は自分が瞑想にたいして持っている困難が原因である可能性もあります。その困難が何かを知っているかもしれませんし、知らないかもしれません。もし問題が何かを知っているなら、本書ですでに述べた対処法を利用して問題を解決してください。問題がなくなれば、抵抗もなくなるでしょう。

もし問題が何かわからない場合には、忍耐が必要です。抵抗している状態のまま坐り、その抵抗を観察してください。そうすれば抵抗は過ぎ去っていきます。その後、抵抗を引き起こしている問題が浮かび上がってくるでしょう。それで問題を解決することができるのです。

瞑想にたいする抵抗が常にあるようなら、そのときは自分の基本的な態度が何か間違っているのではないかと疑ったほうがよいでしょう。

ヴィパッサナー瞑想とは、特定の姿勢でおこなう儀式ではありません。苦行でもなければ、退屈なことを無理やりおこなっているわけでもないのです。つらくて重苦しい義務でもありません。ヴィパッサナー瞑想は、気づくことです。新しい見方で見ることであり、楽しみのひとつです。瞑想は友だちです。

このように瞑想にたいする見方を変えるなら、抵抗は夏のそよ風に吹かれる煙のように消え去っていくでしょう。

これまで述べた方法をすべて試してみても、まだ抵抗が残っているようなら、そのときは問題があるのかもしれません。超常現象の問題にぶつかる人もときどきいます。しかし、これは本書で述べる範囲ではありません。初心者の方が超常現象の問題にぶつかることはめったにありませんが、起こることもありうるのです。でも、あきらめないでください。助けを求めてください。ヴィパッサナー瞑想を正しく実践している有能な指導者を探して、その状況を解決するのを助けてもらうのです。指導者はまさにそういうときのためにいるのですから。

問題12　沈み込み・鈍感

心が沈み込む現象についてはすでに述べました。その前の段階で、心が鈍くなるという現象が起こります。集中を深めた結果、厄介な副産物としてこの現象が生じることもあるのです。リラックスするにつれ、筋肉の緊張がほぐれて神経伝達がよくなります。これによって、身体はとても穏やかで軽くなるのです。心は非常に静かになり、身体からいくぶん離れるような感じにもなります。これはなんとも言えない心地よい感覚で、始めのうちは集中力も高く、呼吸にうまく集中することができるでしょう。

しかし、この状態が続くと楽の感覚が強まり、呼吸から気づきが逸れてしまうのです。楽の感覚を心の底から楽しむようになり、気づきがだんだん弱くなっていきます。楽というふんわりした雲にぼんやりと漂うようになり、気づきは散漫になります。その結果、気づきがなくなり、楽の感覚に酔った状態に陥ってしまうのです。

これにたいする治療法は、もちろん気づきです。鈍感という現象をマインドフルに観察するなら、鈍感は消えていくでしょう。楽の感覚が生まれたら、その感覚を受け入れてください。避ける必要はありません。ただ楽の感覚に巻き込まれないようにするのです。楽の感覚は、単なる身体の感覚にすぎません。感じるとおりに観察してください。感覚を感覚として観察するのです。心が浮かれているなら、浮かれていることを観察してください。生まれるのを観察し、消えるのを観察します。それに巻き込まれないようにしてください。

瞑想中、さまざまな問題にぶつかるでしょう。誰もが皆そうなのです。そうした問題を嫌なものとして扱うこともできますし、問題を乗り越えるためのチャレンジとして扱うこともできます。問題を重荷として見るなら、苦しみは増えるでしょうし、自分が学び成長するためのよい機会だと見るなら、心は限りなく成長していくでしょう。

第十一章

心の散乱に対処するⅠ

Dealing with Distractions I

ヴィパッサナー瞑想をする人なら誰でも、瞑想中、心の散乱にぶつかるものです。そこで心の散乱に対処する方法が必要になります。

心があちこちに逸れたとき、意志の力だけで無理やり落ち着きを取り戻そうとするよりも、もっと早く取り戻すことのできる優れた方法が、これまでたくさん考え出されてきました。

気づき（マインドフルネス）と集中のあいだには密接な関係があります。互いに補い合っているのです。どちらか一方が弱ければ、もう一方はその影響を受けます。気分が悪い日はたいてい集中がありませんし、頭もぼんやりしているものです。

そこで、嫌なことに直面したときでも集中を取り戻せる方法が必要になります。幸い、その方法があるのです。伝統的な実践方法がいくつかありますので、その中から選んで実践してみてください。

戦略1　時間を計る

一番目は、時間を計る方法です。これは前の章で取りあげました。心が散乱していると、呼吸を観察することはできません。少し時間が経ってから、心があちこちに散乱していたことに気づくものです。

そこで、とらわれているものからきれいに離れ、しがみついているものを断ち切ることによって、心を呼吸に戻すことができます。その方法は、気が散っていた時間を計ることです。厳密に計る必要はありません。正確さは必要なく、おおまかな時間でかまいません。分単位でもよいですし、あるいは何かわかりやすい現象で計るのもよいでしょう。たとえば「二分くらい気が散っていた」とか「犬がほえ始めてから」とか「お金のことを考え始めてから」などと計るのです。

初めのうちは頭の中で言葉を使います。実践を続け、習慣として身についたなら、言葉を使うのをやめてください。言葉を使わなくなると、よりすばやく気づくことができるでしょう。

忘れてはならないのは、時間を計ることの目的は、気を散らすものから離れて呼吸の観察に戻ることです。気が散っていたおおよその時間を計れるくらい観察することで、そこから抜け出すことができるのです。

時間を計ること自体は重要ではありません。気を散らすものから解放されたら、計るのをやめて呼吸に戻ってください。時間にこだわらないようにするのです。

戦略2　深呼吸

心が激しくいらだっているとき、二、三回深呼吸をすることで気づきを再確立できることがよくあります。息を大きく吸って、大きく吐いてください。これにより鼻孔の感覚が鋭くなり、焦点を合わせやすくなります。意志を強く持ち、その力を気づきに加えてください。集中が強まり、心が呼吸に戻って、しっかりと、うまく気づけるようになるでしょう。

戦略3　呼吸を数える

息が出入りするたびに数を数えることは、非常に伝統的な方法です。数を数える方法を最も主要な瞑想法として扱っている宗派もあります。

ヴィパッサナー瞑想では、気づきを再確立し、集中を強めるための補助的な手段として用います。

第五章でも述べましたが、呼吸を数える方法にはいくつかあります。

数えるとき、呼吸に気づきを向け続けることを忘れないでください。数を数えた後、おそらく何かが変わったことに気づくでしょう。呼吸がゆっくりになるか、非常に軽く、微細になるのです。これは、よく集中できていることを示す生理的なシグナルです。このときたいてい呼吸はあまりにも軽くなりすぎて、あるいは速くて微かになりすぎて、吸う息と吐く息を明確に区別することができなくなるでしょう。互いに溶け合っているように感じるのです。その場合、吸う息と吐く息をひとつとして数えてください。「一」から数えますが、「五」までにします。順番に「五」まで数えたら、また「一」から数えてください。

数を数えることが煩わしくなってきたら、次のステップに進みます。数えるのをやめ、「吸う・吐く」の概念も忘れてください。呼吸の純粋な感覚にただ飛び込みます。吸う息が吐く息に溶け込んでいきます。純粋で滑らかな絶えまない流れの中で、ひとつの呼吸が次の呼吸に溶け込んでいくのです。

戦略4　ラベルを貼る

この方法は、呼吸を数える方法の代わりになるものであり、数を数えるのと同じような働きをします。呼吸に気づきを向け、息が出入りするたびに言葉を使って「吸う」「吐く」または「入る」「出る」と心でラベルを貼るのです。ラベルを貼り続け、やがて言葉がなくてもしっかり気づけるようになったら、言葉を使うのをやめてください。

戦略5　別の思考に入れかえる

思考には、なかなか消えない思考もあります。人間は異常なほど考えることが好きな生きものです。これは人間にとって最大の問題のひとつです。性的な妄想、悩み、野心といったものに執着する傾向があります。妄想を長いあいだ何年も楽しみ、暇さえあれば妄想に耽り、こうして私たちは妄想にたっぷり栄養を与えているのです。その後、坐って瞑想し、妄想を強引に消し去ろうとします。当然のこと、妄想はそう簡単に消えてくれません。

このようなしつこい妄想には直接的なアプローチ、つまり全面的な正面からの攻撃が必要になるのです。

仏教心理学では、思考を明確に分類するシステムを開発しました。仏教徒は思考を「よい」と「悪い」に分けるよりはむしろ「上手〔善〕」と「上手ではない〔不善〕」に分けるほうを好みます。

不善思考とは欲や怒り、無知に関連する思考です。これらはいとも簡単に妄想を引き起こします。心の解放という目的から遠ざけますから、不善思考と言われるのです。

他方、善思考とは施しや慈悲、智慧に関連する思考です。善思考は不善思考を治療するための特効薬として用いることができ、心を解放へと導いてくれますから、善思考と言われるのです。

私たちは、解放という状態をつくることはできません。それは思考ではつくれないのです。心を解放した人の人格もつくることはできません。思考や概念でつくられた慈しみは、うわべだけのものにすぎず、本物の慈しみではないのです。プレッシャーがかかると壊れてしまうでしょう。概念でつくられた思いやりも、うわべだけのものにすぎません。

したがって表面的な思考では、それが善い思考であったとしても、煩悩の罠から解き放たれることはありません。毒である不善思考にたいする解毒剤として使う場合にのみ、善思考になるのです。

たとえば、「施しの思考」は一時的に「欲の思考」を取り除くことができます。気づきが何にもさまたげられることなく十分に作用するまで「欲の思考」が出てこないよう、「施しの思考」で「欲の思考」を抑えておくのです。そのあいだに気づきがエゴの本質を洞察したとき、「欲の思考」は消滅し、本物の「施しの思考」が現れるのです。

この方法を日常生活で使うことができます。何か特定の妄想に悩まされているとき、その反対のことを考えることによって妄想を打ち消すことができるのです。

例をあげましょう。たとえばチャーリーのことがものすごく嫌いで、彼のしかめ面がひっきりなしに思い浮かんでくるとします。このときチャーリーにたいして慈しみを向けるか、あるいは彼の長所を考えるのです。おそらく妄想はすぐになくなるでしょう。それで瞑想を続けることができるのです。

この方法だけではうまくいかない場合もあります。妄想があまりにも強すぎるのです。その場合は、まず執着をいくらか弱めることです。そうすれば妄想は落ち着くでしょう。

ここで、人間にとって最も役に立たない感情のひとつ、罪悪感が役に立ちます。いま取り除こうとしている感情をよく観察してください。というよりも、考察するのです。どのように感じるのかを見てください。人生や幸福、健康、人間関係にどんな影響を与えているのか、他人の目にはどのようにうつっているのか、いかに心の解放への道をさまたげているのかを観察してください。パーリ聖典には、このように考察することを次のような譬えを用いて強くすすめています。

「腐敗した動物の死骸を誰かに無理やり首に巻きつけられ、歩きまわらされるとします。そのとき嫌悪や屈辱を感じるでしょう。それと同じような嫌悪や屈辱を、自分の執着にたいして感じてください」と。

本当に嫌悪すべきものは、執着なのです。このように熟考するなら、問題は自動的に解決するでしょう。もし解決しなければ、そのときはもう一度、その反対の感情を用いて、根強い妄想に対処してください。

欲とは、モノを得たいというはっきりした欲から、道徳的な人間として人から尊敬されたいという微細な欲まで、欲に関するすべての感情のことをいいます。

怒りとは、ちょっとしたいらだちから殺意ある憎悪まで、怒りに関する幅広い感情のことです。

そして無知とは、空想に耽ることから深い幻覚を見ることまで、無知に関するあらゆる感情のことです。

施しは欲を打ち消し、慈しみや思いやりは怒りを打ち消します。少し考察するなら、自分を悩ませている妄想の具体的な解毒剤を見つけることができるでしょう。

戦略6　目的を思い出す

現象が手当たりしだいに次から次へと頭に浮かんでくることがあります。言葉やフレーズ、文章全体がはっきりした理由もなく、無意識から飛び出してくるのです。対象が現れ、映像がちらちらと生まれては消えていきます。これでは心が落ち着きません。心は強い風にはためく旗のように揺れ動き、寄せては返す海の波のように落ち着くことがありません。

このようなとき、自分はなぜここにいるのかということを考えるだけで、落ち着きを取り戻せることがよくあります。次のように自分自身に言い聞かせてください。

「私がここに坐っているのは妄想して時間を無駄にするためではない。呼吸を観察するためだ。呼吸はすべての生命に普遍的に共通するものである」と。

この言葉を最後まで言い終える前に心が落ち着くこともあるでしょうし、集中力が戻るまで何度か言葉を繰り返さなければならない場合もあるでしょう。

これら六つの戦略を単独で使うこともできますし、組み合わせて使うこともできます。適切に使うなら、モンキーマインド〔あちこちに走りまわる心〕に打ち克つための、有力な武器になるでしょう。

第十二章　心の散乱に対処するⅡ

Dealing with Distractions II

いま、あなたは見事に瞑想しています。身体はまったく動きませんし、心は静止しています。穏やかに静かに呼吸に集中し、吸って、吐いて、吸って、吐いて……とただ呼吸にそってなめらかに流れています。すべてが完璧です。

突然、まったく関係のないことが頭に浮かんできます。「アイスクリームが食べたい」。明らかに気が逸れました。でも、こんなことを考えてはいけないはずです。それに気づいて呼吸に戻ろうとします。吸って、吐いて、吸って、吐いて……となめらかな流れに戻ります。「ガス料金は支払ったかしら?」また気が逸れました。それに気づき、吸って、吐いて、吸って、吐いて……の呼吸に戻ります。すると今度は「新作のSF映画が公開されている。火曜日の夕方、観に行こう。いや、火曜日はやめておいたほうがいい。水曜日は忙しいから木曜日にしよう……」。また気が逸れました。無理やりそこから離れて呼吸に戻ろうとします。でもなかなか戻りません。頭の中は「腰が痛くて死にそうだ」とささやいていているからです。これが延々と続き、次から次へと気が散って、いつまでたってもきりがないのです。

なんと煩わしいことでしょう。でも、これが心というものです。心があちこちに飛び散ることが、心の本質なのです。そこで重要なことは、心の散乱にたいする対処法を学ぶことです。散乱にとらわれずに、気づくことです。そのために、ヴィパッサナー瞑想をするのです。

心があちこちにさまようのは本当に不快なことです。でもこれが心の普通の働きなのです。ですから、散乱する心を敵視しないようにしてください。心がさまようことはごくシンプルな現実です。そこで改善したいと思うなら、まずすべきことは、心が散乱していることをあるがままに見ることです。

初めて呼吸に集中しようと坐ったとき、心はいっこうに落ち着かず、手も足も出ないかもしれません。頭の中に何かがいきなりパッと湧き上がったり、ペチャクチャ喋り続けたりします。ころころ変わり、揺れ動き、走りまわります。心が心そのものを絶えず追いまわすのです。おしゃべりをし、考え、妄想し、空想に耽ります。

でも、腹を立てないでください。そうした状態は自然なのです。心が瞑想の基本対象から離れて走りまわっても、その走りまわっている状態を注意深く、ただ観察してください。

智慧の瞑想における心の散乱とは、呼吸から気を逸らせて気づきを奪うものすべてを指します。

そこで、ヴィパッサナー瞑想をするときには、新しい重要なルールが必要になります。瞑想の対象から心が逸れたとき、その瞬間、「心が逸れている」という現象にマインドフルに気づくのです。それを一時的に瞑想の対象にするのです。

ここで「一時的」ということに注意してください。とても重要なことです。これは瞑想の途中で観察対象を取りかえるという意味ではありません。数秒ごとに瞑想の対象を新しいものに取りかえることではないのです。

第一の観察対象はいつでも呼吸です。気づきを心の散乱に向けるのは、次の三つのことに気づくあいだだけです。三つとは、「それは何か?」「どのくらい強いのか?」「どのくらい続いているのか?」

です。この三つの問いにたいして言葉を使わずに答えたら、その対象の観察をすぐにやめて、心を呼吸に戻してください。

ここでまた「言葉を使わずに」という点に注意してください。三つのことを問うのは、頭の中でおしゃべりを増やすためではありません。おしゃべりをすると、妄想や散乱を増やしてしまう間違った方向に逸れてしまうでしょう。私たちは皆さんが妄想から離れ、言葉を使わず、概念を入れずに、直接呼吸を経験していただきたいのです。三つのことを問うのは、妄想から離れて心の本質を見抜くためであり、妄想を増やして身動きがとれないようにするためではありません。心が妄想していることに目を向け、それを取り去るためなのです。観察することにより、妄想はなくなっていくでしょう。このすべてがひとつのステップなのです。

ここで問題があります。妄想や散乱などどんな心の現象でも、生じるときはまず無意識の領域に生じるということです。その一瞬後に意識の領域に上がってきます。この、ほんの一瞬の差が重要なのです。なぜなら、このほんの一瞬の差は欲が意識に表れるのに十分な時間だからです。ほぼ瞬間的に起こるのです。

欲はまず無意識の領域に生まれます。ですから欲が意識の領域まで上がってくる頃には、すでに自動的に欲を追いかけ始めているということです。

私たちにとって欲を追いかけることはごく自然なことで、追いかければ追いかけるほど、妄想にさらにきつく縛られます。この時点でかなりはっきりと妄想していて、気づきを使って対象をありのままに観察することはしていません。

この全体のプロセスは、一瞬で起こります。これが問題を引き起こすのです。意識上で心が散乱していることに気づく頃には、すっかり妄想の中に嵌まり込んでしまっているのです。

それは何か？　どのくらい強いのか？　どのくらい続いているのか？　この三つの問いは、心の散乱という特殊な病気を治療するためによく効きます。

問いに答えるためには、散乱の質を突き止めなければなりません。突き止めるためには、散乱から離れる必要があります。一歩下がり、離れ、客観的に観察するのです。妄想をやめ、感情をストップして、調査する対象を観察しなければならないのです。

このプロセスがまさにヴィパッサナーであり、対象に巻き込まれずに客観的に気づく訓練です。実践することによって、心の散乱がなくなり、気づきが主導権を取り戻します。観察対象にスムーズに移行し、呼吸の観察に戻るのです。

瞑想を始めたばかりの頃には、実践するとき、おそらく言葉を使わなければならないでしょう。言葉を使って問い、言葉を使って答えることになるでしょう。

でも、そのうち言葉という形式を省くこともできるようになります。いったん言葉を使わずに観察する習慣が身についたら、心が逸れたとき、ただ逸れたことを確認し、それはどのようなものかに気づき、呼吸に戻るのです。これは概念をまったく使わずに観察する方法であり、非常に速いのです。音や感覚、感情、空想など、心を逸らせるものにはさまざまなものがあります。それが何であれ、抑圧しないでください。心から無理やり追い出そうとしないことです。そんなことをする必要はありません。ただありのままに気づき、注意深く観察するのです。言葉を使わずに心が散乱していることを観察するなら、散乱はおのずと収まります。気づきは自然に呼吸に戻るでしょう。

それから、心があちこち走りまわっても自分を責めないでください。走りまわることは自然な現象であり、生まれて消えるものなのですから。

とはいえ、実際には、うまくできないと自分を責めることもあるでしょう。これもまた自然なことです。このとき「自分を責める」ことを妄想のひとつとして観察してください。その後、呼吸の観察に戻るのです。

次のように、一連のできごとを順番に観察してください。

「呼吸している。呼吸している。心が逸れて、妄想が生まれた。妄想したことにたいしていらだちが生まれた。妄想してしまったと自分を責めている。自分を責めていることに気づく。呼吸に戻る。呼吸している。呼吸している」

正しく実践するなら、この一連の現象は非常に自然でなめらかな流れのサイクルだということがわかるでしょう。

ここで大切なことは、言うまでもなく忍耐することです。妄想に巻き込まれずに観察できれば、実践はとても簡単です。散乱にとらわれずに気づきがすんなり呼吸に戻るのです。

と言っても、次の瞬間にはすぐに同じような妄想が浮かび上がってくるでしょう。そのたびに、それを注意深く観察してください。過去から身について固まっている妄想パターンに取り組んでいる場合、妄想は長いあいだ、ときには何年も、心に生まれてくるでしょう。

でも動揺しないでください。それも自然なことなのです。妄想していることを観察し、呼吸に戻ってください。妄想と闘わないように。緊張したり、もがいたりしないでください。無駄です。抵抗に費やすエネルギーはすべて妄想を複雑にさせ、強化させるだけです。ですから妄想を心から無理やり追い出そうとしないでください。これはどう頑張っても決して勝つことのできない闘いなのです。

妄想を注意深く観察するなら、妄想はそのうち消え去っていくでしょう。

不思議なことですが、妄想にあるがままに気づけば気づくほど、妄想はだんだん弱くなっていきます。生じるたびに、十分な時間、十分な回数を注いで観察するなら、妄想は徐々に消えていき、完全になくなるでしょう。

妄想と闘うことは、妄想を強めるだけです。平静に無執着の心で観察するとき、妄想は消えていくのです。

武器弾薬の専門家が爆弾を処理するように、気づきは妄想を処理して取り除きます。妄想が弱いものなら、少しマインドフルになるだけで取り除けるでしょう。

妄想に、気づきの光を当ててください。そうすれば妄想はすぐに消滅し、もう戻ってくることはないでしょう。

深く根づいて習慣になっている思考パターンを断ち切るためには、絶えまなくマインドフルに気づき続けることが必要です。

妄想というものは単なる見かけだけで、力はまったくありません。まさに紙に描いたトラのようなものです。妄想には常にエサを与える必要があります。与えなければ消えます。恐怖や怒り、欲などのエサを与えなければ、妄想は滅するのです。

気づきは、ヴィパッサナー瞑想において最も重要な側面です。私たちが育てようとしている一番大切なものです。心が走りまわったとき、それと闘う必要はまったくありません。重要なのは、起きていることに気づくことであり、起きていることを抑制しないことです。集中は道具である、ということを覚えておいてください。ありのままに気づくことの補助的な道具なのです。

気づきの観点から見れば、散乱というものはありません。心に生じたものは何であれ、それは気づきを育てるためのひとつの機会として見るのです。

「呼吸」は主要な観察対象であり、これを気づきの第一の対象として使います。「散乱」は二次的な対象です。たしかに散乱は呼吸と同じように現実に生じてくるものです。

実際のところ、気づきの対象を呼吸にするか、心の散乱にするかということは、それほど重要なことではありません。呼吸に気づくこともできますし、心の散乱に気づくこともできます。心が静かなことや集中が強いという現象にも気づくことができます。また集中できず散漫になっていることや心がボロボロになっていることにも気づくことができるのです。

現象すべてに気づくのです。マインドフルに気づき、それを維持するなら、やがて集中はついてくるでしょう。

瞑想の目的は、何にもさまたげられることなくひたすら呼吸に集中することではありません。これは無意味な目的です。完全に静寂することでも、澄みきった心に達することでもありません。こうしたことは魅力的な状態でしょうが、それだけでは解脱に至ることはできないのです。

ヴィパッサナーの目的は、途切れることなくマインドフルに気づくことです。気づくことによってのみ、覚ることができるのです。

心の散乱にはいろいろあります。仏教は心の散乱を分類し、整理しています。その中のひとつに「障害物」があります。なぜ障害物と呼ばれるのかといいますと、ヴィパッサナーの要素である気づきと集中の成長をさまたげるからです。

この障害物という言葉について、ちょっと注意してください。この言葉には否定的なニュアンスが含まれています。障害物とはまさに私たちが取り除こうとしている煩悩のことです。でも、障害物を抑制したり、避けたり、非難したりすべきではありません。

欲を例にあげましょう。私たちは心に生じるどんな欲も長びかせたくないと思っています。欲を持ち続けることは、束縛や悲しみにつながるからです。

だからといって、これは欲が生まれたときに心から欲を投げ捨てることではありません。そうではなく、欲が心に留まらないようにするだけです。あるがままに生じさせ、あるがままに去らせるのです。

気づきをもって欲をあるがままに観察するとき、価値判断は一切入れません。ただ客観的に観察するだけです。欲の最初から最後まで全体の動きをあるがままに観察するのです。欲を強めず、隠さず、わずかにでもさまたげることはしません。欲が心に生まれているかぎり、必要なだけ留まります。そしてそのあいだは欲について学ぶようにしてください。欲とはどのようなものかを観察します。それがいかに自分を悩ませているか、いかに他人に迷惑をかけているかを観察してください。そうすれば、欲が絶えまなく不満を生み出していること、決して満たされることのない渇望の状態に留まらせていることに気づくでしょう。

このことを直接経験することによって、私たちは心の底から「欲を抱くことは未熟な生き方である」ということが理解できるのです。これは理論レベルでの理解ではありません。

他の障害物も、同じような方法で対処することができます。ひとつずつ見ていきましょう。

欲

たとえば瞑想で何か心地よい経験をし、気が散ってしまったとしましょう。それは楽しい空想かもしれませんし、誇らしさかもしれません。うぬぼれや愛着、瞑想から生まれる楽の感覚を身体に感じているのかもしれません。

それがどのようなものであれ、追いかけているものは欲です。得たいという欲や、いま味わっている楽の感覚をもっと続かせたいという欲なのです。

そこで、欲の内容に関係なく、次の方法で対処することができるでしょう。

まず、思考や感覚の生起を確認します。それに付随して生じる欲を、別のものとして確認します。そしてその欲がどのくらいの広がりがあるのか、どのくらい強いのかを具体的に確認します。欲がどのくらい続くのか、いつ消えるのかを確認します。

これが確認できたら、気づきを呼吸に戻すのです。

怒り

たとえば何か嫌な経験をして、気持ちが乱れているとしましょう。それは恐怖かもしれませんし、しつこい悩みかもしれません。罪悪感や落ち込み、痛みかもしれません。思考や感情がどのようなものであれ、拒絶しているか抑え込んでいることに気づくでしょう。避けよう、抵抗しよう、否定しようとしているのです。

怒りの対処法は、本質的に欲の対処法と同じです。怒りの思考や感覚の生起を観察します。それと同時に生じている拒絶感を確認します。拒絶感がどのくらいの範囲か、どのくらい強いのかを測ってください。どのくらい続くのか、いつ消え去るのかを見てください。その後、気づきを呼吸に戻すのです。

眠気

眠気には、ちょっとした眠気から完全に眠り込んでしまう睡眠まで、さまざまな強弱や度合いがあります。ここでは身体の眠気ではなく、心の眠気を扱います。

身体の疲労と、そこから生じる眠気は、心の眠気とはまったく異なるもので、仏教では疲労は身体の感覚として分類しています。

心の眠気は怒りと密接に関係しており、何か嫌な問題を避けるためのちょっとした心のずるがしこいやり方のひとつです。眠気は心のスイッチを切るようなもので、感覚や認識が鈍くなります。眠っているように見せかけた、どうしようもない愚かさなのです。

眠気に対処するのはむずかしいものです。と言いますのも、眠気は気づきの反対の性質だからです。気づきのほぼ逆のものです。にもかかわらず、眠気の治療法はマインドフルに気づくことであり、欲や怒りと同じように対処します。

まず、眠気の生起を確認します。それがどのくらいの程度か、どのくらいの度合いかを確認します。そしてどのくらい続くのか、またいつ消えるのかを確認するのです。

眠気が他の障害物と違うところは、その現象を早くキャッチすることが重要だということです。眠気が生じたとき、それを正しくとらえ、すぐに気づきのクスリをたっぷり塗らなければなりません。そうしなければ眠気はどんどん強まり、気づきは弱まるでしょう。眠気が勝てば、結果は心が沈み込むか睡眠です。

あせり

あせりとは、動揺や悩みが表われたものです。心は落ち着きなく動きまわり、ひとつの対象に落ち着こうとしません。同じ問題について何度も何度も考え続けるかもしれません。

このとき、あせりが心を支配しています。心はどこかに落ち着くのを嫌がります。絶えず走りまわっているのです。

あせりの治療法も、これまでの手順と基本的に同じです。あせりは、ある感覚を意識に伝えます。私たちはそれを感触や質感で感じるかもしれません。それをどのように感じようと、あせりは明確な特徴として心にあります。それを見つけてください。見つけたら、どのくらい強いのかを確認します。いつ生まれたのか、どのくらい続いているのかを観察し、いつ消えるのかを観察してください。その後、気づきを呼吸に戻すのです。

疑

疑《ぎ》は、心の中ではっきりした特徴のある感情です。パーリ聖典には疑について非常にうまく記されています。

疑とは、砂漠でさまよったり、目印のない十字路にぶつかったときに生まれてくる感情のようなものです。どちらの道に進めばよいのか、はっきりわかりません。迷いながらそこに立っているしかないのです。

瞑想をしているとき、ごく普通に起こる疑のひとつとして、次のように頭の中でおしゃべりをすることがあります。

「私は坐って何をしているのだろう？　そもそも本当に何か得られるのだろうか？　もちろん得られるさ！　瞑想はよいことだ。本にそう書いてあるではないか。でも、まともではない。時間を無駄に使っているだけだ。いや、あきらめるもんか。瞑想すると決めたんだし、ちゃんとやろう。もしかすると自分は頑固なだけなのか？　わからない。自分にはわからない」

この罠に陥らないようにしてください。これは心の障害物のひとつです。実際に起きていることに気づかせないようにする、ちょっとした心のモヤなのです。

疑に対処するためには、心が迷っていることを観察の対象にして、その現象にあるがままに気づきます。迷っている現象に巻き込まれないでください。客観的になり、現象を観察します。どのくらい強いのかを見てください。いつ生まれたのか、どのくらい続いているのかを見てください。消えるのを観察し、その後、呼吸に戻るのです。

いままで述べてきた対処法は一般的な方法であり、心に生まれてくるどんな散乱にも用いることができます。散乱とは、瞑想をさまたげるあらゆる心の状態であることを覚えておいてください。なかには非常に微細なものもあります。この微細な散乱をいくつかリストアップしておくことは役に立つでしょう。

ネガティブな感情に気づくことは比較的簡単です。それには不安や恐怖、怒り、落ち込み、いらだち、あせりなどがあります。

欲や執着に気づくことは少々むずかしい。というのも、通常私たちが道徳的で立派な行為とみなしている心も、欲になる可能性があるからです。たとえば完璧な人間になりたいと欲すること、より高い徳を得たがること、瞑想から得られる喜悦感を得ようとすることなどがあります。このようなよい心から離れるのは少々むずかしいものです。そのような心も、もうひとつの欲にすぎません。満足を得たいという欲であり、いまの瞬間に起こっている現実を無視するための巧妙な方法なのです。

なかでも最も用心しなければならないのは、瞑想をしているときに忍び込んでくる優れた心です。これには幸福感や穏やかさ、満足感、生命にたいする思いやりや慈しみなどがあります。こうした心は非常にすばらしく、慈悲深いため、そこから離れようとする気持ちはほとんど生まれません。離れることは人類の裏切り者だと感じてしまうのです。しかし、そう感じる必要はまったくありません。だからといって優れた心を拒絶したり、情のない冷たいロボットのようになりなさいと言っているわけではありません。そうではなく、あるがままに見るのです。優れた心も、心です。生じて滅します。生まれて消えるものなのです。

ヴィパッサナー瞑想を続けるにつれ、優れた心は頻繁に生まれてくるでしょう。大切なことは、それに執着しないことです。生じるがまま、一つひとつ観察してください。それが何か、どのくらい強いのか、どのくらい続くのかを見てください。その後、消えることを観察してください。優れた心も、心の「過ぎ去る」という現象にすぎないのです。

呼吸が段階的に起こるように、心も段階的に起こります。どの呼吸にも「始まり・途中・終わり」があるように、どの心にも「生起・成長・消滅」があるのです。こうした段階を明確に見るように努力しなければなりません。

しかし、このように見ることは簡単なことではありません。すでに述べたように、思考や感情はすべて、まず無意識の領域で生まれ、その後、意識の領域にのぼってきます。

私たちは一般的に、現象が意識にのぼり、しばらくそこに留まっているときに、初めて現象に気づきます。通常、心が走りまわっていることに気づけるのは、とらわれている対象から少し離れているときであり、対象がほとんど消えかかっているときです。このとき突然、自分はどこかに行っていたとか、夢を見ていたとか、空想に耽っていたなどと気づくのです。しかし、現象のプロセスにおいて現象が消えかかっているときに気づいても、明らかに遅すぎます。これはライオンを捕らえるときに尻尾をつかむようなものであり、未熟なやり方です。危険な猛獣には、正面から立ち向かわなければなりません。同様に、心にたいしても正面からアプローチしなければならないのです。

忍耐してください。そうすれば意識の深層部から現象が生まれてくるとき、それに気づけるようになるでしょう。

心の現象が最初に生まれるのは無意識の領域ですから、現象が生まれるところをとらえるためには、気づきを無意識の領域まで届かせる必要があります。

これは簡単なことではありません。私たちは無意識で起こっていることを見ることができないからです。少なくとも、表面に表れている意識的な思考を見るのと同じようには見ることができません。しかし漠然とした何らかの動きや、心が触れる感覚のようなものをとおして感じることはできるでしょう。

見るためには訓練が必要です。この能力は、深い落ち着きのある集中の結果として得られるものです。集中は、心の現象が生起するスピードをゆるやかにします。そして表面的な意識で見る前に、無意識から生じてくる心の現象を一つひとつ感じる時間を与えてくれます。

集中は、思考や感覚が生まれるところ、煮えたぎっている暗闇にまで、意識を届かせる手助けをするのです。

集中が深まるにつれ、思考や感覚が一つひとつ別々の泡のように、それぞれがくっきりと区切りをもって、ゆっくりと生じてくるのを見る能力がつくでしょう。

思考や感覚は無意識の領域からゆっくりと湧き上がってきます。意識にしばらく留まり、そして消えていくのです。

心の現象に気づくことは、精密な作業です。これはとくに感覚や感情について言えることです。私たちはいとも簡単に感覚を過剰に感じます。いわゆる、実際に感じているもの以上に何かを付け加えてしまうのです。

また、一部だけを感じて全体を感じないとか、感覚を十分に感じないということもしています。

私たちが努力し、目指している理想とは、一つひとつの心の現象に何も加えず、いかなる部分も逃さずに、あるがまま十分に経験することです。

脚の痛みを例にあげましょう。実際そこにあるのは単なる感覚の流れです。絶えず変化しており、いま感じている痛みと同じ痛みは二度と生まれません。痛みが同じところに留まっていることはなく、強さも強くなったり弱くなったりします。痛みは固定したものではありません。現象なのです。痛みに概念を加えるべきではありません。痛みに付随して生じるものはないのです。

何にもさまたげられずに痛みの現象に純粋に気づくなら、痛みをエネルギーの流れとして経験することができるでしょう。痛みは痛みそれ以外の何ものでもないのです。考える必要も拒絶する必要もありません。痛みは、ただのエネルギーにすぎないのです。

概念化することに関して、瞑想の早い時期に、私たちの心の根底にある前提というものについて見直すことが大切です。ほとんどの方は現象や概念を論理的に扱う能力があり、それで人生や学校でよい評価を得ています。仕事や日常生活の中で成功や幸せな人間関係が得られたのは、多くの場合、概念をうまく利用できた結果です。

しかし気づきを育てるときには、一時的に概念化のプロセスを中断し、心の現象の純粋な本質に焦点を当てる必要があります。瞑想で目指しているのは、概念化する前のレベルで経験することなのです。

と言いましても、心は痛みなどの現象を概念化します。気がつくと、それにたいして「痛い」と考えているのです。これは概念です。ラベルであり、感覚そのものに付け足されたものです。痛みを形としてとらえ、痛みのイメージつくりあげていることに気づくでしょう。脚に、美しい色で描かれた痛みの輪郭を見るかもしれません。これはとても創造的で、おもしろいでしょう。でも、瞑想ではありません。こうしたことは、生きている現実に貼り付けた概念なのです。

さらに、私たちがよくやっているのは「私の脚が痛い」と考えていることです。「私」というのが概念です。痛みという純粋な感覚に、余分なものを付け加えているのです。「私」という概念を感覚のプロセスの中に持ち込むとき、感覚と、感覚を見る意識のあいだに概念的なギャップができてしまいます。「私」「私の」「私のもの」と妄想しているなら、それは直接的な気づきではありません。ありのままの現象に余計なものを追加したのであり、知らず知らずのうちに加えてしまったのです。

痛みの感覚に「私」を持ち込むとき、「私」を痛みと同一化しています。これは痛みを強調しているのです。

もし「私」という概念をプロセスの中に持ち込まなければ、痛みは「私の痛み」でなくなります。痛みは単なる純粋なエネルギーの流れにすぎません。ただそれだけなのです。

そこで、痛みの感覚やそれ以外の感覚に「私」という概念が入り込んでいることに気づいたら、それを注意深く観察してください。痛みと自分を同一化していることにマインドフルに気づくのです。

むずかしく聞こえるかもしれませんが、これはとても単純なことです。私たちは痛みであろうと、喜びであろうと、退屈であろうと、何であろうと、一つひとつの感覚を観察したいと思っています。感覚をありのまま、自然で、混ざりものなく、純粋なまま、完全に経験したいと思っています。

その方法はただひとつ、的確なタイミングで気づくことです。感覚が生じたとき、すぐに気づくのです。もし気づくのがほんの少しでも遅れたら、感覚の「始まり・途中・終わり」のうちの始まりの部分を逃すことになり、感覚全体に気づくことはできません。

あるいは、すでに過ぎ去ったできごとにしがみついているなら、それは過去のことに執着しているのです。できごとそれ自体は過ぎ去っていますが、過去のことに執着すれば、次の感覚が生まれるのを逃してしまうでしょう。これはとても繊細な働きです。

ですから、まさに「いま・ここ」で気づかなければなりません。少しも遅れずに現象の生起に気づき、過ぎ去らせなければなりません。これは非常に微細な感覚です。感覚については、過去の感覚でも未来の感覚でもなく、常にいま、実際に起きていることをそのままシンプルに感じるべきなのです。

心は現象を概念化しようとします。そして概念化するために巧妙な方法をいろいろ発展させてきました。心に概念化することをゆるすなら、どんな単純な感覚でも、概念を誘発する引き金になるでしょう。

たとえば、「聞く」という現象を考えてみましょう。あなたはいま坐って瞑想しています。となりの部屋で誰かがお皿を割りました。割れたとき、音が耳に入ってきます。その瞬間、あなたはとなりの部屋の様子をイメージするでしょう。お皿を割った人のことも想像するかもしれません。これが馴染みのある環境、たとえば自宅なら、誰が割ったのか、どのお皿を割ったのかなど、鮮やかな色彩の立体映像でイメージするかもしれません。この全体のプロセスが即座に意識に生まれてきます。無意識から飛び出してくるのです。あまりにも鮮やかに、くっきりと、強引に湧き上がってきますから、それ以外のものはすべて見えないところに押しのけられてしまうのです。

では、もとの感覚、つまり「聞く」という純粋な感覚はどこへ行ったのでしょうか？　すっかり圧倒され、忘れ去られています。ごたごたの中で現実を見失い、妄想の世界に入り込んでしまったのです。

もうひとつ例をあげましょう。瞑想しているとき、耳に音が入ってきました。それははっきりしない、こもったような、バリバリという音です。おそらく次にこのような妄想が生まれるでしょう。「なんの音だ？　誰がやったんだ？　音はどこから聞こえてくるのだろう？　どのくらい遠いのだろう？　危険なのか？」などと。これが延々に続きます。はっきりしたことがわからないまま、妄想が回転し続けるのです。

概念化は陰湿で、巧妙なプロセスです。感覚の中に忍び込み、さっと占領してしまうのです。瞑想中に音が聞こえたなら、「聞こえた」という感覚に注意深く気づいてください。それだけに集中するのです。実際に起こっていることは、あっけないほど単純すぎて、私たちはそれをすっかり見逃してしまう可能性がありますし、実際のところ、見逃しているのです。

音の波は、ある独特のパターンで耳に入ってきて、脳内で電気的刺激に変換されます。そしてその電気的刺激は、意識に音のパターンを提示するのです。それだけのことです。そこにイメージはありません。映像もありません。概念もありません。聞こえたものについて心の中でおしゃべりをする必要もありません。単なる音にすぎないのです。現実は本当にシンプルで簡素なものです。

音を聞くときには、「聞く」というプロセスに気づいてください。それ以外のことは、後から付け加えたおしゃべりにすぎません。おしゃべりを捨ててください。

これと同じことが、どの感覚にも、どの感情にも、どの経験にも当てはまります。自分に起こっていることをよく観察してください。幾層にも積み上げられた心のガラクタを掘り下げて、実際そこで何が起こっているのかを見てください。それがいかにシンプルで美しいかということに驚くでしょう。

一度にいくつもの感覚が生じることもあります。恐怖を感じ、腹部が締めつけられ、背中が痛み、左の耳たぶがかゆくなる、こうしたことが同時に起こることもあるでしょう。

でも、混乱しないでください。気づきの対象をあちこちに切りかえたり、何に気づこうかと心を迷わせたりしないように。対象の中で最も強く現れているものがあるはずです。心を開いてください。そうすれば最も強い現象が明らかになり、気づきをそこに向けられるでしょう。

気づき、消えるまで観察してください。消えたら、呼吸の観察に戻るのです。別の現象が強く生まれたときには、その対象に気づいてください。消えたら、また呼吸に戻るのです。このプロセスを続けるのです。

坐って瞑想しているときに、気づきの対象を意図的に探さないようにしてください。マインドフルでいてください。心に現象が何か生まれ、その現象に気づきが引かれるまで、気づきを呼吸に集中させておくのです。

現象が生まれたことを感じたら、それが何であれ、それと闘わずに、気づきを自然にその対象に向けてください。対象が消えるまで気づきをそこに留めておきます。消えたら、呼吸に戻るのです。生じていない他の現象を探そうとせず、ただ呼吸に戻るのです。

現象をあるがままに生じさせてください。もちろん、心があちこちにさまようこともあるでしょう。長い時間瞑想をしていると、ふと目が覚めて、しばらく横道に逸れていたことに気づくこともあります。でも気を落とさないでください。横道に逸れていたおおよその時間に気づき、また呼吸に戻ればよいのです。否定的になる必要はまったくありません。心が逸れていたことに気づく、まさにこの行為が、気づきが活動しているということです。これが純粋な気づきの訓練になるのです。

気づきは、気づきの訓練をすることで育っていきます。これは筋肉を鍛えるようなものです。筋肉は使うたびに少しずつ鍛えられ、少しずつ強くなっていきます。そこで、気づいたということは、気づきの力が向上したということです。言いかえると、気づきの勝ちということです。

心が逸れたことを後悔せずに、呼吸に戻ってください。後悔することは、条件反射で起こるものであり、とにかく心に生まれてくるものです。これも心のクセです。イライラしたり、落ち込んだり、自分を責めているなら、それに気づいてください。ただ素直に観察するのです。それは単にもうひとつの心の散乱にすぎません。気づきを向け、消えるのを観察してください。消えたら呼吸に戻るのです。

これまで述べてきた原則は、どの心の現象にも適用することができますし、適用すべきものです。実践しているうちに、気づきは感情がまったく入らないものであることがわかるでしょう。それは私たちがこれまでに引き受けたものの中で最もきつい仕事です。また、自分にとって比較的喜んで気づきたがる感覚もあれば、まったく気づきたくない感覚があることもわかるでしょう。

ヴィパッサナー瞑想は、心の酸のようなものです。気づいたものは何でも、ゆっくり侵食していくのです。

人はとんでもなく奇妙な生き物です。ある毒の味を好み、それが自分を害しているにもかかわらず、しつこく食べ続けるのです。自分が執着している思考、それが毒です。ある思考については用心深く守って大事にする一方で、別の思考については根こそぎ取り除きたがっていることに気づくでしょう。これが人の心なのです。

ヴィパッサナー瞑想は遊びではありません。明晰に気づくことは、楽しい娯楽以上のものです。ヴィパッサナーは、誰もがみな陥っている欲と怒りの泥沼から抜け出るための方法なのです。

存在の不快な面に気づくことは比較的簡単です。鋭い気づきの灯のもとで恐怖や落ち込みが消えるのを見たら、その経験をもう一度繰り返してみたくなるでしょう。恐怖や落ち込みというものは、不快な感情です。心を苦しめます。自分を煩わせますから、なんとかして取り除きたくなるのです。

他方、愛国心や親ごころ、恋愛など自分が大切にしているものに気づくことは、不快な感情に気づくよりもかなりむずかしい。でも、気づくことが必要です。ポジティブな愛着もネガティブな愛着と同じように、確実に私たちを泥沼に閉じ込めます。

そこで、ヴィパッサナー瞑想を熱心に実践すれば、泥沼から抜け出て、いまよりもは生きやすくなるでしょう。

ヴィパッサナー瞑想は、涅槃に至る道です。そしてこの高貴な道を努力して歩き、ゴールに達した人たちは次のように言っています。

「あらゆる努力をして歩む価値がある」

第十三章　気づき（Sati）

Mindfulness (Sati)

気づき（マインドフルネス）は、パーリ語の「sati《サティ》」の訳です。心の活動のことです。具体的にどのようなものでしょうか？

正確に答えることはできません。これは言葉で言い表せるものではないのです。言葉というものは心の象徴として考え出されたものであり、象徴的な思考が扱う事柄を説明するものです。

一方、気づきは言語化される前のもので、論理に縛られていません。それでも気づきを経験することはできます——むしろ簡単に。

言葉は月を指し示すときの指のようなものです。指は月そのものではありません。実際の経験は、言葉や象徴を超えたところにあるのです。ですから気づきをここで使われている言葉とはまったく異なる言葉で説明することもできるでしょう。

気づきは、いまこの瞬間にも私たちが使っている心の微細な働きのことです。この働きは言葉を超えたものですが、非現実的なものではありません——まったく逆です。気づきが言葉を引き起こしているのです。気づきの後に続いて起こる言葉は、現実の青ざめた薄い影にすぎません。ですからここで解説されていることはすべて、現実に似ているものとして理解することが大切です。言葉では完全に理解することはできません。気づきは言葉や論理を超えたところにあるのです。

とはいえ、経験することもできます。およそ二五世紀前、ブッダはヴィパッサナー（智慧の瞑想）と呼ばれる瞑想法を教えられました。ヴィパッサナーとは、途切れることのない気づきを経験することを目的にした一連の心の活動のことです。

何かを最初に認識するとき、現象を概念化したり、こういうものであると特定したりする直前に、純粋に「識《し》る」という束の間の瞬間があります。これが気づきの段階です。

通常は瞬間です。ほんの一瞬パッと現れます。目が対象を見た瞬間、心が対象に向いた瞬間、対象を具体化したり、心理的につかんだり、他のものから切り離したりする直前の瞬間のことです。対象について考え始める前に、「あ、犬だ」と考える前に起こるものです。この流れの中で微かに焦点を当てた純粋な認識の瞬間が、気づきなのです。

そのほんの一瞬に、現象を固体ではないものとして経験します。他の現実から切り離されることなく連なって微かに流れている瞬間を、純粋に経験するのです。

私たちは通常、狭い視野でものごとを見ていますが、それとは対照的に気づきは広い視野でものごとを見ます。この柔らかく開かれた気づきには、「対象に焦点を合わせて客観的に観察すると対象はすぐに消える」ことを識る、非常に深い洞察があります。「識る」瞬間は一瞬で消え去りますから、通常の認識ではそれを観察することができないのです。

私たちはこれまで気づくのではなく、気づきの後に続いて起こる現象、いわゆる対象に焦点を向け、認識し、ラベルを貼り、さらにはそれについて象徴的な思考を延々と回転させるクセを身につけてきました。最初の気づきの瞬間は、すぐに消え去ります。ヴィパッサナー瞑想の目的は、瞬間瞬間、持続的に気づけるようになるために心を育てることなのです。

正しく気づき、気づきを持続させていくと、この経験は深遠なものであり、一切のものごとにたいする見方がすっかり変わることが理解できるでしょう。

ですから、気づきを身につけてください。身につけるためには、学び、定期的に訓練する必要があります。いったん身についたなら、気づきには興味深い面がたくさんあることがわかるでしょう。

気づき（マインドフルネス）の特徴

気づきとは、鏡のようなものです。

いま起こっていることだけを、起こっているがままに反映します。偏ることはありません。

気づきとは、判断せずに観察することです。

批判を入れずに観察する心の能力です。この能力で非難や判断を入れることなく、ものごとを観察します。何にも驚きません。ただあるがままに、自然の状態で、落ち着いた関心を持って見るのです。

決めつけたり判断したりせずに、ただ観察するだけです。

この「決めつけず、判断しない」という点に注意してください。これは科学者が先入観を入れずに顕微鏡で対象を観察するように、瞑想実践者は自分に起きていることをただあるがままに観察する、という意味です。このようにして「無常・苦・無我」に気づくのです。

このとき、さまざまな心が生まれてくることを理解しておく必要があります。そうでなければ、心で起きていることを客観的に観察することはできないでしょう。これはとくに不快な感情にあてはまります。恐れを感じているとき、それを観察するためには、自分が恐れているという事実を受け入れなければなりません。落ち込んでいるとき、落ち込みを受け入れなければ、落ち込みを観察することはできないでしょう。

同じことが、いらだちや動揺、不満など不快な感情すべてに言えます。もし不快な感情を拒絶することで頭がいっぱいになっているなら、不快な感情を観察することはできないでしょう。

どんな経験であれ、気づきは経験をただ受け入れるだけです。経験は単に人生のできごとのひとつであり、気づくべきことです。そこにプライドも、恥も、個人的な問題もありません――ただ生じている、それだけなのです。

気づきとは、偏りなく観察することです。

何かに偏ることはありません。認識したものにとらわれることもありません。ただ認識するだけです。

好ましい状況が生じたとき、それに夢中になることもありませんし、嫌な状況が生じたとき、それを避けようとすることもありません。楽しいできごとに執着することも、不快なできごとから逃げることもありません。気づきは、どんな感覚も、どんな思考も、どんな感情も同等に扱います。何も抑圧しませんし、抑制されるものもありません。気づきは選り好みしないのです。

気づきとは、概念のない認識のことです。

パーリ語のsati《サティ》を表す言葉がもうひとつあります。「ありのままの注意」です。これは考えることではありません。思考や概念には関係していませんし、考えや意見、記憶にもとらわれていません。ただ見るだけです。

気づきは、経験していることを識別しますが、比較はしません。ラベルも貼りませんし、分類もしません。あたかも初めて見るかのように、ただすべてを観察するだけです。反応や記憶に基づいて分析することもしません。起きていることすべてを思考を介さずに、直接、即座に観察するのです。気づきは、認識プロセスにおいて思考の前に生じるものなのです。

気づきは、「いま・ここ」を意識することです。

現在この瞬間に起きていることを観察するのです。常にいまにいることであり、絶えず流れ続けている波の頂点に留まることです。たとえば、いま二年生のときの先生のことを思い出しているなら、それは「記憶」です。先生のことを思い出していることに気づくなら、それは「気づき」です。そのプロセスを概念化して「あー、覚えている」と考えるなら、それは「思考」になるのです。

気づきは、エゴのない注意力です。

エゴに関係なく実践します。「私」や「私の」「私のもの」といった概念を入れずに、あらゆる現象を見るのです。たとえば左脚に痛みがあるとしましょう。通常の意識では「私の脚が痛い」と思うでしょう。気づきを使う場合は、痛みをただ痛みとして観察します。「私の」という余計な概念は加えません。

気づきの実践では、認識したものに何かを加えたり、何かを差し引いたりすることはありません。強調することも、誇張することもしません。何も歪めず、そこにあるものをあるがままに観察するのです。

気づきは、目標のない意識です。

気づきでは、結果を求めて努力することはしません。何かを成し遂げようとすることもしません。気づいているとき、どのようなかたちであれ、いまの瞬間の現実を経験します。達成すべきことは何もありません。あるのは観察だけです。

気づきとは、変化を認識することです。流れている感覚を観察し、変化している現象を観察します。すべての現象の生起、成長、成熟を観察するのです。現象が衰え、消えるのを観察します。瞬間瞬間、途切れることなく現象を観察するのです。あらゆる現象を観察します――身体、心、感情――いま起きていることは何であれ観察するのです。落ち着いて現象を観察するだけです。

気づきとは、それぞれの現象にある「過ぎ去る」という基本の性質を観察することです。現象が生じて消えるのを観察します。ものごとに触れたとき、どのように感じるのか、どのように反応するのかを観察します。他人にたいしてどのような影響を与えているのかを観察します。気づいているときは、偏見を入れずに公平に観察しています。私たちが唯一すべきことは、常に流れている心の現象を絶えず見ることなのです。

この「心の現象を絶えず見ること」という点に注目してください。気づきを育てている実践者は、内なる心を観察します。外の世界のことは気にしません。外の世界はそこにありますが、瞑想での研究領域は自分の経験、自分の思考、自分の感情、自分の認識なのです。

瞑想では自分自身が研究室です。心の世界は、外の世界やそれ以上を反映したものを含む巨大な情報の宝庫です。自らの心を研究することが、心を完全に解放させるのです。

気づきとは、経験しながら観察する実践です。いわゆる実践者は経験者であると同時に観察者でもあるのです。自分の感情や身体の感覚を観察するとき、経験もしています。気づきは知的な認識ではありません。ただ気づくことです。ここで先ほどの鏡の譬えは崩れます。気づきは客観的なものですが、鏡のように冷たいものでも無感覚なものでもありません。

気づいているときは目覚めた状態で「生」を経験しているのであり、流れ続ける人生のプロセスを鋭く経験しているのです。

気づきは、言葉で定義することが非常にむずかしいものです。それは複雑だからではなく、あまりにも単純でオープンすぎるからです。同じことが、人生のあらゆる面でも見られます。最も基本的な概念は、明確に定義することがむずかしいのです。辞書を見れば、そのことがよくわかるでしょう。長い単語の定義は一般的に簡潔ですが、基本的な短い単語、たとえば「the」や「be」のような単語の定義は一ページにも及んでいます。また、物理の分野では説明するのが最もむずかしいのは、量子力学の最も基本的な原理です。

気づきは、記号化される前の働きです。一日中、言葉の記号で遊ぶこともできるでしょうが、言葉だけでは対象そのものを明確に見ることはできませんし、対象がどのようなものかを完璧に言い表すことはできないのです。でも、どのような働きをするかは言い表せるでしょう。

三つの基本的な働き

気づきには基本的な働きが三つあります。

①すべきことを思い出させる
②ものごとをありのままに見る
③あらゆる現象の本質を見る

気づきの機能の定義として、この三つがあるのです。では、ひとつずつ詳しく見ていきましょう。

①　気づきはすべきことを思い出させる

瞑想では、ひとつの対象に心を向けます。その対象から心が逸れたとき、心が逸れたこと、またどうすべきかを思い出させるのが、気づきです。

気づきは心を観察対象に戻すのです。このことが思考を介さずに即座に起こります。気づきは考えることではありません。繰り返し実践することで、気づきの機能が心の習慣として確立し、日常生活に活かせるようになっていくでしょう。

真剣に気づきの実践をする人は、坐って瞑想しているときであれ、坐っていないときであれ、昼も夜も常に気づいています。常に気づくことは、瞑想する人が何年も何十年もかけて目指す非常に高い理想です。私たちはこれまでずっと、妄想に嵌まり込んで身動きがとれなくなるクセを身につけてきました。私たちはこのクセに、しつこくしがみついているのです。

そこで、妄想のクセから抜け出す方法は唯一、平静な心でたんたんと精進し、常に気づき続けることです。マインドフルでいるなら、妄想パターンに嵌まり込みそうになったとき、それに気づくことができるでしょう。まさに気づくこと、これによって妄想の渦から離れることができ、妄想から解放されるのです。そして、適切な観察対象に心を戻すのです。

このとき坐って瞑想しているなら、観察対象は瞑想の主要な対象〔呼吸〕になるでしょうし、坐っていなければ、そのとき経験していることが観察対象になるでしょう。対象をあるがままに観察してください。対象が何であれ、それに巻き込まれずに、ただ気づくのです。いまこれが生まれている……いまこれ……いまこれ……いまこれ……と。

気づきは、次の二つのことを同時におこないます。ありのままに見ることと、ありのままに見ていないときに、ありのままに見るよう思い起こさせることです。

ありのままに見るとは、気づくことです。「いま気づきがない」とただ気づくだけで、気づきが再確立されます。気づいていないことに気づくとすぐ、気づきが働き出し、再び気づくことができるのです。

気づきは、意識の中に独自の感覚を生み出します。軽やかで、クリアで、活動的といった特徴があります。これにたいし、思考には重くてしつこく、あれこれ選り好みをするといった特徴があります。しかしもう一度言いますが、これは単なる言葉にすぎません。自ら実践することによって、気づきと思考の違いがわかるでしょう。違いがわかったら自分の言葉で言い表せるでしょうし、ここで使われている言葉は必要なくなるでしょう。覚えておいてください、実践することが鍵です。

②　気づきはものごとをありのままに見る

気づきは、認識したものに何も加えませんし、何も差し引きません。何も歪めないのです。気づきはありのままに見ることであり、生じたものをすべて観察することです。

一方、思考は実際起こっていることに余分なものを貼り付けます。頭を概念や意見でいっぱいにし、計画や悩み、恐怖、幻想といった渦の中に浸らせます。

気づきはこのような遊びはしません。心に生まれる現象に次から次へとあるがままに気づきます。いまこれ……、いまこれ……、いまこれ……と。至ってシンプルです。

③　気づきはあらゆる現象の本質を見る

気づき、この気づきだけが三つの真理を認識することができます。これは仏教が説く存在の深遠なる真理です。パーリ語で anicca《アニッチャ》（無常）・dukkha《ドウッカ》（苦）・anatta《アナッタ》（無我――魂や我《が》と呼ばれる永遠不変の実体がないこと）と言います。

仏教はこの三つの真理を、妄信を強要するドグマとして教えているのではありません。これらは普遍的な真理であり、正しい方法で探究する人にとっては誰でも明らかにわかるものです。

気づきは、探究の方法です。人に観察できる最も深いレベルの本質を明らかにする力を持っているのです。この深層レベルを探究すると、次のことが理解できます。

- 一切の条件づけられた現象は本質的に一時的である（無常）
- 一切の現象は苦である（苦）
- 永遠不変の実体はなく、プロセスだけがある（無我）

気づきは電子顕微鏡のような働きをします。非常に微細な働きをしますから、意識的な思考で理解していた三つの真理を、実際に直接見ることができるのです。

気づきは、認識したすべてのものに「無常性」を見ます。一時的で儚いという性質を見るのです。また、条件づけられている一切のものごとの本質は「苦」であり「不満」であるという性質を見ます。一時的で過ぎ去っていく現象をつかまえようとすることは無駄であることを見ます。過ぎ去っていく現象には、安らぎも幸福も見出すことはできないのです。

最後に、すべての現象にはもともと「実体がない」ことを見ます。気づきは、私たちがある認識を恣意的に選び、絶えず流れている他の現象からそれを切り離し、別個に永続する実体として概念化していることを見ます。

気づきは、こうしたことを実際に見ます。考えるのではなく、直接見るのです。

気づきが十分に成長すると、思考の媒体を介さずに、存在の三つの特質「無常・苦・無我」を直接、瞬時に理解することができます。実際のところ、この三つの特質は本質的に統一されています。それぞれ個別に存在しているわけではありません。個別に存在していると見えるのは、私たちが気づきというシンプルなプロセスを、意識レベルの煩雑で不十分な思考の記号〔言葉〕を使ってなんとか表現しようとしているからなのです。

気づきはプロセスですが、段階的に起こるのではなく、全体的なまとまりとして起こります。まず、気づいていないということに気づきます。この気づきは、気づいていないことに気づいた結果、生じます。

気づきとは、ありのままに観察することです。ありのままに観察するとは、ものごとを歪めることなく、あるがままに気づくということです。あるがままとは、無常（anicca《アニッチャ》）・苦（dukkha《ドゥッカ》）・無我（anatta《アナッタ》）の真理です。

これらのことがほんの瞬間（数心刹那《しんせつな》）にすべて起こるのです。と言いましても、一回気づいただけで一瞬にして解脱できる（人間が持つ煩悩すべてから解放される）という意味ではありません。気づきを日常生活の中で働かせなければなりません。これは別のプロセスです。さらに、気づいている状態を維持しなければなりません。これも別のプロセスです。

気づきの実践は楽しいものです。努力する価値はあるでしょう。

気づき（Sati）とヴィパッサナー（Vipassanā）

気づきはヴィパッサナー瞑想の核であり、瞑想プロセス全体の鍵となるものです。いわゆるヴィパッサナー瞑想の目標であり、そのための手段でもあります。常に気づくことで、気づきが確立するのです。

気づきにはもうひとつ意味があり、パーリ語で「appamāda《アッパマーダ》」と言います。放逸や妄想がないという意味です。心で何が起こっているかということに常に気づいている人は、究極の目覚めに達するのです。

パーリ語の「sati《サティ》」には、思い出すという意味もあります。これは過去の考えや映像の記憶ではなく、何があるのか、何がないのか、何が正しいのか、何が正しくないのか、何をしているのか、どうすればよいのかといったことを、言葉を使わずに明確に、直接知ることです。

気づきは実践者に、適切な時に、適切な対象に注意を向け、その仕事をするのに必要なエネルギーを適切に注ぐよう思い出させます。エネルギーが適切に注がれると、落ち着いた注意力が常に働いている状態に保たれます。この状態が保たれるかぎり、「障害物」や「煩悩」と呼ばれるものは生じることができません――貪欲も、怒りも、欲も、怠けもないのです。

しかし人は失敗するものです。しかも失敗を繰り返す人がほとんどです。まじめに努力しているにもかかわらず、気づきを何度となく忘れ、後悔に陥ってしまうのです。

人が失敗することは普通のことです。そこで失敗したと知ることも、気づきです。失敗から立ち上がらせるのに必要なエネルギーを注ぐことを思い出させるのも、気づきです。気づきを忘れることは何度も何度も起こるでしょうが、その頻度は実践するにつれて減っていくでしょう。

気づきがいったん心の障害物を追いやると、心に「善」が広がるでしょう。憎しみは慈しみに入れかわり、欲は無執着に入れかわります。この入れかわったという変化を知るのも気づきです。また、気づきはヴィパッサナー実践者に、この善の心を維持するために必要な心の明晰さを持ち続けることを思い出させます。

気づきは、智慧と慈悲を育てます。気づきがなければ、心が完全に成熟することはできないのです。


心の奥深くには、美しくて楽しいことは受け入れ、醜くて痛みがあることは拒絶する、というメカニズムが眠っています。このメカニズムは、私たちが取り去ろうと努力している心の障害物――貪り、欲、憎しみ、怒り、嫉妬など――を引き起こします。こうした障害物を避けるのは、障害物が一般的に悪いものとみなされているからではなく、それが心をとらえて離さないものだからです。心を占領して注意力をすっかり奪ってしまうのです。また、硬くて狭い思考の中でぐるぐる回転し続け、生きている現実から私たちを切り離してしまうからです。

気づきが「いま」にあるときには、こうした障害物は生じません。気づきとは、いまの瞬間の現実に注意を向けることであり、それゆえ気づきと対極にある心の障害物が生じることはないのです。

気づきを忘れたとき、欲や執着、拒絶などが心を占領します。それから抵抗が生まれ、心を曇らせるのです。

私たちは「変化している」ことに気づいていません。憎しみや貪り、さまざまな感情であまりにも忙しいのです。心を育てていない人は感情に占領された状態がいつまでも続くでしょうが、心を訓練している実践者はすぐに何が起こっているかを理解するでしょう。変化を知るのは、気づきです。学んだ訓練を思い出したり、それに注意を向けたりするのも、気づきです。気づきがあれば、混乱は消えていくのです。

それから、気づきを常に維持しようとするのも気づきです。気づきがあれば、抵抗は生まれません。このように、気づきは障害物にたいする特効薬です。具体的な治療薬であり、予防手段でもあるのです。

気づきが完全に育ったとき、心は完全な無執着の状態になり、世の中のいかなるものにもまったく執着しなくなります。この状態が維持できれば、気づき以外の手段や道具は必要なくなり、障害物からも心の弱さからも解放されるでしょう。

気づきは表面的なものではありません。概念や意見のレベルを超えて、現象を深く観察します。このように深く観察することによって、完全な確信が得られ、混乱がなくなるでしょう。気づきは決して怠ることなく、逸れることなく、一定に、揺るぎない注意力として、優先して働くのです。

この純粋で汚れのない探究的な気づきは、心の障害物を寄せつけないだけでなく、障害物のメカニズムをあらわにし、そして壊します。気づきは心の汚れを消し去ります。その結果、人生の浮き沈みにまったく影響を受けない、汚れのない、ぶれない心が保たれるのです。

第十四章　気づきと集中

Mindfulness versus Concentration

ヴィパッサナー瞑想は、ある意味、心のバランスをとるようなものです。瞑想では二つの異なる性質――気づき（マインドフルネス）と集中を育てようとしています。

この二つはチームとして連携して働くのが理想です。いわば、協力し合うのです。ですから気づきと集中をバランスよく並行しながら育てることが大切なのです。もしどちらか一方が強くて、もう一方が弱いなら、心のバランスが失われて瞑想はできなくなるでしょう。

気づきと集中はまったく異なる働きをします。それぞれに別々の役割がありますが、この二つの関係は明確かつ繊細です。

集中はよく心の一点集中と呼ばれます。心を一点に集中させ、ひとつの固定した対象に心を強引に留めておくことです。この「強引に」という言葉に注目してください。集中はかなり強制的な働きをします。エネルギーを強引に対象に向け、絶えず意志の力を注ぐことによって、集中を育てることができるのです。いったん集中が育ったら、集中はいくらか保持されるでしょう。

一方、気づきは繊細な働きであり、感覚が研ぎ澄まされるのです。

瞑想では、気づきと集中は共同して働きます。気づきは鋭敏で、さまざまな現象に気づきます。集中は力を与え、ひとつの対象に心をしっかり留めておきます。集中した状態に気づきがあることが理想です。

気づきは対象を選び、心が対象から逸れたときにはそれに気づくという働きをします。集中はその選んだ対象に心をしっかり安定させるという働きをします。この両者のうち、どちらか一方が弱いと、瞑想はうまくいかないのです。

集中とは、何にもさまたげられずに一つの対象にひたすら注目する心の能力である、と定義することができます。ここで大切なことは、真の集中は善の心で集中するということです。つまり、欲や怒り、無知のない状態であることです。集中には悪い集中もあります。これもひとつの対象に集中することです。でも悪い集中では心の解放は得られません。たとえば欲の心で集中することもできるでしょうが、それでは心に安らぎは得られません。また嫌なことを延々と考えることに集中することもできるでしょうが、それはまったく役に立ちません。実際のところ、悪い集中では集中したとしても、結構すぐに壊れるものです——とくに他の生命を害する目的で使った場合には。

正しい集中には、欲や怒り、無知の汚れがありません。汚れのない心が一点に集中し、それによって力と強さが働いているのです。

虫眼鏡のレンズを例にあげましょう。太陽の光が当たるところに紙を一枚置きます。普通に置くなら、紙の表面が少し暖かくなるだけでしょう。でも、レンズを通して太陽の平行光線を一点に集めると、紙にパッと火がつくのです。集中にはこの虫眼鏡のレンズのような力があります。心の深いところに焦点を合わせ、それを見るために必要な、火がつくような強さあるのです。

一方、気づきは、心が焦点を合わせるための対象を選び、さらにレンズを通して対象の本質を見抜くという働きをするのです。

集中は道具であるとみなすべきです。どんな道具でもそうですが、道具というものはよいことにも悪いことにも使うことができます。尖ったナイフは美しい彫刻をつくることにも使えますし、人を傷つけることにも使えます。すべてはナイフを使う人しだいなのです。

これと同じ性質が、集中にもあります。正しく使うなら、それは心を解放させる助けになるでしょう。逆に、エゴのために使うこともできます。達成や競争のために使うこともできますし、他人を支配するために使うこともできます。利己的なことに使うことができるのです。

問題は、集中だけでは自分自身を理解する視点が得られないことです。「我《が》」や「苦」の本質など根本的な問題に光を当てることができないのです。心の深層部まで掘り下げることに使うことはできます。しかしいくら深く集中しても、集中だけではエゴの問題を解決することはできないのです。

気づきだけが、エゴの問題を解決できます。レンズを覗いてありのままに見る気づきがなければ、まったく意味がありません。気づきだけが、理解と智慧をもたらすのです。

集中にはこれ以外にもいろいろ限界があります。

真に深い集中は、ある特定の条件のもとにあるときにのみ生じることができます。仏教徒は瞑想道場や寺院、僧院を建てることに大きな努力をしています。その第一の目的は、心を混乱させせないような物理的環境をつくり、そこで瞑想することです。騒音がなく、さまたげられるものがない環境をつくることです。

しかしそれよりも重要なのは、心が混乱しない環境を心につくることです。第十二章で述べた五つの障害物「欲・怒り・眠気・あせり・疑」が心にあると、集中は育つことができないのです。

お寺や僧院ではこうした心の騒音〔障害物〕が最小限に抑えられるように管理されています。異性は一緒に住みません。これによって性欲が生まれる機会が減るのです。個人が所有物を持つことも禁止されています。誰のモノかということから起こる争いはなくなりますし、欲や貪りも減るのです。

集中をさまたげる要素がもうひとつあります。非常に深く集中しているとき、対象にあまりにも没頭しているため、日常生活の細々したことは忘れてしまいます。たとえば身体に必要なこと、自分自身やまわりのいろいろなことを忘れてしまうのです。ここでも僧院は役に立つ便利な場所です。食事や物理的な安全など身のまわりのことをすべて管理してくれる人がいることはよいことです。このような安心感がなければ、深い集中に入ることを躊躇してしまうでしょう。

一方、気づきにはこのような短所がありません。気づきの実践では、何か特別な環境や物理的なものは何もなくてよいのです。気づきは純粋に気づくという働きです。したがって心に生じるものが何であれ――欲であろうと、怒りであろうと、騒音であろうと――自由に気づくのです。

気づきはいかなる条件にも制限されません。どの瞬間でも、どんな状況でも、気づくことができるのです。

それから、気づきには観察すべき固定された対象がありません。気づきは変化を観察します。したがって、気づきには無数の観察対象があるのです。

心が経験するものは何であろうと、気づきはただ見るのみで、分類はしません。瞑想の基本対象である呼吸に気づくのと同じくらいの注意力で、さまざまな妄想や心の障害物に気づきます。純粋にマインドフルでいるときには、心で起きている変化にそって気づきが流れています。「変わっている、変わっている、変わっている。いまこれ、いまこれ、いまこれ」と。

気づきを、強引に力ずくで育てることはできません。歯を食い縛って意志の力を注いでも、まったく役に立たないのです。逆に、それは成長を遅らせることになります。踏ん張っても、気づきを育てることはできません。気づきは、理解することや手放すこと、瞬間瞬間に留まること、何を経験しても穏やかな心でいることによって育つのです。

しかしこれは、気づきがひとりでに働くという意味ではありません。正反対です。エネルギーが必要です。精進も必要です。でも、強引ではありません。穏やかに努力することによって、気づきは育つのです。いまこの瞬間、何が起きているかに常に気づいていられるよう、穏やかに絶えず思い起こすことで、気づきは育ちます。忍耐と軽さが鍵です。穏やかに、平静に、落ち着いて、常に気づいている状態に引き戻すことで、気づきは育っていくのです。

気づきをエゴの方向に使うことはできません。気づきはエゴのない注意力です。純粋な気づきには

「私」はいません。ですから利己的なエゴは存在しないのです。

自分をありのままに見られるよう、本当の視点を与えてくれるのが気づきです。気づくことによって、欲や怒りから一歩離れることができます。離れて見て、「そうか、本当の自分はこういうものか」と見ることができるのです。

気づいているとき、自分をありのままに見ることができます。自分のわがままを見ることができます。自分の苦しみを見ることができます。いかに自分が苦しみをつくっているのかを見ることができます。いかに自分が他人を傷つけているのかを見ることができます。いつも自分にたいしてついている嘘の層を突き破り、心に何があるのかをありのままに見ます。気づくことによって、智慧が現れるのです。

気づきは、何かに達しようとすることではありません。ただ見るだけです。ですから欲や怒りに影響されることはありません。気づいているとき、他人と競争したり闘争したりすることはないのです。気づきは、何かを目指そうとすることはありません。いま起きていることを、それが何であれ、ただ見るだけなのです。

気づきは集中に比べると、広範で大きな働きをします。あらゆるものを含む全体的な働きをするのです。

集中は排他的です。心をひとつの対象に定め、他のことは無視するという働きがあるのです。気づきはすべてを含みます。対象から一歩下がって客観的になり、広い視野で観察し、あらゆる変化にすばやく気づくのです。

たとえば石を見るとしましょう。集中は、石だけを見ます。気づきは、客観的に石に気づき、石に集中していることに気づき、その集中の強さに気づき、また集中が逸れたときには、その逸れたことにすぐ気づきます。心がさまよったとき、それを知るのも気づきですし、注意をまた石に戻すことも気づきなのです。

気づきを育てることは集中を育てることよりもむずかしいものです。気づきは非常に深遠な働きだからです。

集中は単に心を対象に集中させるだけの働きです。これはちょうどレーザー光線のようなもので、心の深いところまで光を当て、そこにあるものを照らし出します。しかし、それが何かということまでは理解できません。

気づきはエゴのメカニズムを洞察し、突き刺すことができます。苦の真理と苦のメカニズムを鋭く洞察することができるのです。私たちを束縛から解放するのは、気づきなのです。

しかし、ひとつ矛盾があります。気づきは観察したものにたいして何も反応しないということです。見て理解するだけです。気づきには忍耐が必要です。見るものが何であれ、ただそれを受け入れ、認め、冷静に観察しなければならないのです。

これは簡単なことではありませんが、欠かせないことです。私たちは無知です。わがままで、欲張りで、自分は偉いと思っています。欲があり、嘘をつきます。これは事実です。気づきはこれらの事実を見て、そうした自分に忍耐し、ありのままの自分を受け入れるのです。

しかし、私たちはそれに納得がいきません。ありのままの姿は受け入れたくないのです。否定したがっています。あるいは変えたがっているか、正当化したがっています。しかし、受け入れることが気づきの本質です。

もし気づきを育てたいなら、気づきが見たものを受け入れる必要があります。それは怠けかもしれませんし、いらだちかもしれませんし、恐怖かもしれません。弱さかもしれませんし、不十分さかもしれませんし、欠点かもしれません。何であれ、それがあるがままの自分なのです。それが事実です。

気づきは、いま起こっていることを受け入れます。気づきを育てたければ、忍耐して受け入れることしか道がありません。気づきは、継続的に気づき続けること、ただひたすら気づこうとすること、つまり忍耐することでのみ育ちます。力ずくで気づきを育てることはできませんし、急いで育てることも不可能です。気づきそれ自体の自然なペースで育っていくのです。

ヴィパッサナー瞑想では、集中と気づきは互いに密接に関連し合っています。気づきは集中を方向づけます。気づきは管理者なのです。集中は、気づきが心の深層まで観察できるように力を与えます。

この二つが協力して働くことによって、智慧と理解が生まれるのです。

気づきと集中はバランスよく一緒に育てなければなりません。ただ少し重点が置かれるのは、気づきのほうです。気づきはヴィパッサナー瞑想の核だからです。心を解放させるために、深いレベルの集中は必ずしも必要ではありません。

とはいえ、二つのバランスは欠かせません。気づきが強すぎて集中が弱ければ、ＬＳＤ（合成麻薬）を乱用したかのように過敏になり、心を制御できなくなるでしょうし、気づきが弱くて集中が強すぎると、岩のようにただじっと坐っている「石仏」のようになるでしょう。どちらも避けることが大切です。


心を育てる初期の段階では、とくに注意する必要があります。この時期にあまりにも強く気づきに重点を置きすぎると、集中がなかなか育ちません。瞑想を始めたときに最初にわかることは、心があちこちに走りまわることです。テーラワーダ仏教ではこの現象を「モンキーマインド」と呼んでいます。チベット仏教では「思考の滝」に譬えています。このような状態のとき、あまりにも気づきに重点を置きすぎると、気づく対象が多すぎるために集中することができないのです。

でも、こうなっても落ち込まないでください。これは誰にでも起こることです。この問題を解決する簡単な方法があります。最初に、ひとつの対象に集中するよう努力してください。心があちこちに走りまわったら、そのたびに対象に引き戻すのです。

これには忍耐が必要です。走りまわる心の対処法に関する詳しいことは、第七章と第八章で説明いたしました。実践を続けて数か月後くらいには集中が育っているでしょう。集中が育ってきたら、エネルギーを気づきのほうへ注ぐのです。ただ集中しすぎて、対象に没頭するようなことは避けてください。

気づきと集中では、やはり気づきのほうが重要です。集中して心が落ち着いたら、すぐに気づきを働かせるべきです。気づきは、さらに深い集中を育てるための必要な基盤になるものだからです。

このとき集中と気づきのバランスがうまくとれないかもしれません。でもほとんどの場合、自然に正されるでしょう。鋭く気づいていると、正しい集中が自然に育っていくのです。気づきが育てば育つほど、心が散乱し妄想したとき、より早く気づくことができますし、より早くそこから抜け出して、基本の対象〔呼吸〕に戻ることができるのです。

その結果、集中は自然に強まります。集中が育つにつれて、集中は気づきを高める手助けをします。集中が強くなれば強くなるほど、心はさまよわなくなり、散乱や妄想の鎖に長く縛られることが減っていきます。さまよっていることをただ確認し、観察すべき元の基本対象に戻るのです。

このように、気づきと集中には自然にバランスをとり、互いの成長を支え合うという性質があります。この段階で私たちがしなければならないことは、まず努力して心を対象に集中させ、モンキーマインドをいくらか落ち着かせることです。心が落ち着いたら、気づきに重点を置いてください。つまり、心が走りまわっているときには集中に重点を置き、心が沈み込んでいるときには気づきに重点を置くのです。全体としては、気づきに重点を置いてください。

気づくことによって、瞑想が進んでいきます。気づきには、それ自体に気づくという機能があるからです。気づきは、瞑想を客観的に観察します。自分がどのように瞑想しているかを教えてくれるのです。

でも、そのことをあまり気にしないでください。瞑想は競争ではありません。誰かと競争しているのではありませんし、スケジュールもないのです。

ヴィパッサナー瞑想において最もむずかしいことのひとつは、気づきは感情や心の状態に左右されないということです。私たちは瞑想にたいしてある種のイメージを持っています。瞑想はひっそりとした静寂な洞窟で落ち着いた人がゆっくりと動きながら修行するものだと考えているところがあります。こうしたことは瞑想するときの修行の状況です。集中を育てて気づきのスキルを身につけるのに役立つ準備段階にすぎないのです。ですから、いったんスキルが身についたら、このような修行の制限は取り払ってもよいでしょう。むしろ取り払ったほうがよいのです。

気づきを身につけるためにカタツムリのようにゆっくりとしたペースで動く必要はありませんし、わざと静寂になる必要もありません。むずかしい微積分の問題を解いているときにも気づくことができますし、フットボールの試合の最中にも気づくことができます。ひどく怒っているときでさえ、気づくことができるのです。心や身体でおこなっている活動は、気づきのさまたげになりません。心が激しく走りまわっているなら、ただその性質と度合いを観察してください。それはすぐに過ぎ去っていく心の現象にすぎないのです。

第十五章
日常生活における気づき
Meditation in Everyday Life

どんな音楽家も音階を弾きます。ピアノを習い始めたとき最初に練習することは音階を弾くことであり、それはその後もずっと続けていきます。世界一流のコンサートピアニストでさえ音階を弾きます。これは腕がなまらないようにするための基本的なスキルなのです。

どんな野球選手も素振りの練習をします。素振りは少年野球のときに最初に学ぶことで、それ以後も素振りの練習をやめることはありません。どのワールドシリーズでも選手は素振りから始めます。基本となるスキルは、常に鋭く磨いておかなければならないのです。

坐る瞑想は、瞑想の基本を練習する場です。勝負の場は実生活であり、このとき使用する道具は自分の感覚器官です。熟練した瞑想実践者も、坐る瞑想は続けています。これは日常生活での勝負に必要とされる基本の精神的なスキルを調整し、研ぎ澄ますためなのです。

とはいえ、坐る瞑想そのものは基本を練習する場であって勝負の場ではないということを決して忘れないでください。基本のスキルを適用する本番の場は、実生活です。日常生活に適用されない瞑想は、よい実を結びませんし十分なものではないのです。

ヴィパッサナー瞑想の目的は、自らの感覚と認識の経験すべてを根本的かつ永久的に変革させることにほかなりません。これは人生経験全体に革命を起こすことなのです。

そこで新しい習慣を少しずつ心に植えつけていくために、ある一定の時間、坐る瞑想を実践します。感覚を感受し、理解する新しい方法を学びます。思考に対処し、絶えず湧き起こってくる感情に注意を向ける新しいモードを育てるのです。

この新しい心の姿勢は、日常の他の面にも適用することが大切です。そうでなければ、瞑想はつまらなく、なんの実りもない、日常とかけ離れた無意味なものになってしまうでしょう。

瞑想と日常生活をつなぐ努力をすることは必要不可欠なことです。少しくらいは自然に日常生活に引き継がれるでしょうが、それはゆっくりですし、当てになるものではありません。それで多くの人は瞑想しても効果がないと感じ、結果がなかったと考えて途中でやめてしまうのです。

瞑想を長く続けていると、日常生活の中でごく普通のことをしている最中に、瞑想をしていることに気づく瞬間があります。これは最も印象深いできごとです。高速道路を運転しているときやゴミを捨てるとき、ヴィパッサナーが自動的に働くのです。このように、長いあいだ注意深く育ててきたスキルが自動的に発揮されることは、何とも言えない喜びです。これが未来への扉をほんのちょっと開けてくれるのです。このとき自ずと瞑想とは本来どのようなものかを垣間見ることができるでしょう。この意識の変革が、実際、今後経験することの特徴になるのを感じます。自分を衰弱させる騒々しい心のうめき声から離れ、もはや欲望や必要性にやかましく追い立てられることがないということに気づくでしょう。客観的になり、すべてのものごとが過ぎ去るのを観察するとはどのようなことかを、ほんの少し味わうことができるのです。これは魔法のような瞬間です。

しかし、この智慧は積極的に日常生活の中で活かそうとしないかぎり、十分に育たないまま終わってしまう可能性があります。瞑想において最も重要な瞬間は、坐る瞑想が終わって座布団から離れるときです。瞑想を終わらせることもできますし、そのスキルを日常生活で働かせ、活かすこともできるのです。

瞑想とは何かを理解することは、非常に重要です。ヴィパッサナー瞑想は特別なやり方で脚を組んで坐ることではありませんし、単なる頭の体操でもありません。気づき（マインドフルネス）を育てることであり、育てた気づきを応用することです。

瞑想をするのに脚を組んで坐る必要はありません。お皿を洗っているときも瞑想できますし、シャワーを浴びているときも瞑想できます。ローラースケートをしているときも、文字を書いているときも、瞑想することができます。ヴィパッサナー瞑想とは気づきのことで、気づきを日常生活の一つひとつの行為に適用させなければならないのです。これは簡単にできることではありません。

そこで、意図的に静かな場所へ行って坐り、気づきを育てることをします。それが気づきを育てるのに最もやりやすいからです。動いているときに瞑想するのはむずかしいものです。もっとむずかしいのは、ペースの速い騒々しい生活の中で瞑想することです。それよりもむずかしいのは、恋愛や論争など利己的なことに激しく巻き込まれているときに瞑想することです。これは大変な挑戦です。ですから瞑想を始めたばかりの方は、ストレスの少ない静かな環境で坐って瞑想するのがよいでしょう。

と言いましても、瞑想の最大の目標は、現代社会においてプレッシャーの多い中で生活しているときでも、揺るぎなく落ち着いていられるレベルまで集中と気づきを育てることです。

人生にはさまざまな困難があります。真剣に瞑想する方にとっては退屈する暇はほとんどないでしょう。

瞑想を日常生活の中で活かすことは簡単なことではありません。やってみればわかります。坐る瞑想を終えて日常生活に戻るとき、その移行には大きな隔たりがあります。この隔たりは、ほとんどの方にとってとても大きいものです。瞑想が終わると集中や落ち着きがパッと消えてしまい、瞑想していたときのように落ち着いていることができなくなるのです。

そこで、この大きな溝を埋めてスムーズに移行するために、仏教徒は何世紀にもわたって、ある方法をいくつか考え出しました。小さなステップに分けて実践するのです。どの方法も、それだけで実践することができます。

歩く瞑想

日常生活は実にさまざまな動作や活動に満ちています。ですから身体を動かさずに何時間も坐るということは、通常私たちがやっていることとほぼ正反対のことになります。

静けさの中で坐っているときに育てた心の明晰さや落ち着きは、動いたとたん壊れてしまう傾向があります。そこで、活動しているときでも心の落ち着きを保ち、気づき続けられるようにするための移行の訓練が必要になります。

歩く瞑想が、静止の状態から日常生活へ移行するのに役立つでしょう。歩く瞑想とは動きの瞑想のことで、坐る瞑想に代わるものとしてよく実践されます。歩く瞑想は、とくに心の落ち着きがないときに役立ちます。一時間ほど歩く瞑想をすると、落ち着きのなさはたいていなくなっていき、頭が冴えてくることがよくあります。その後、その冴えた状態とともに坐る瞑想に進むのです。

仏教では一般的に日々の瞑想を補うために、たびたびリトリート〔宿泊瞑想〕をおこなうことをすすめています。リトリートとは比較的長い期間、瞑想に専念することです。在家の方なら一日から二日間が一般的でしょう。僧院で瞑想経験のある方なら数か月間、瞑想以外何もせずに集中してリトリートに入ることもします。これは厳しい修行で、心と身体にかなりの力が必要です。何年もの瞑想経験がないかぎり、坐ってよい結果を出すことには限界があるのです。初心者が一〇時間ものあいだ、ぶっとおしで坐る瞑想をすることは苦痛以外何ものでもありません。その人が持っている集中のレベルを遥かに超えてしまっているのです。

ですからリトリートを実りあるものにするために、姿勢を変えて歩く瞑想も実践してみるのです。通常のパターンとしては、坐る瞑想と歩く瞑想をそれぞれ一時間ずつ交互に実践します。姿勢を変えるとき、ときおり小休止を入れるのが一般的になっています。

歩く瞑想をするときは、直線で少なくとも五歩から一〇歩くらい歩けるようなひとりのスペースが必要です。そのスペースを行ったり来たり、ゆっくりと歩きます。この光景は多くの欧米の方にとって奇妙に映り、日常生活とかけ離れているように見えるかもしれません。ですから、大勢の人の注目を浴びるような場所は避けるとよいでしょう。人目のない個人のスペースを選ぶようにするのです。身体の動かし方は簡単です。さまたげられるものが何もない場所を選び、一方の端《はし》から始めます。端に立ち、一分ほど「立っている」ことに気づきます。両腕は前でも後ろでも横でもかまいません。楽にしておきます。

次に、息を吸いながら片方の足のかかとを上げます。息を吐きながら足を下ろします。もう一度、息を吸いながら足を上げて前へ進めます。息を吐きながら足を下ろして床につけます。もう片方の足も同じようにします。

このようにしてゆっくり歩き、直線上の端に着いたら、そこで止まって少し立ちます。そしてゆっくり向きを変えます。向きを変え、そこで一分ほど立ち、それから歩きます。このプロセスを繰り返してください。

前を向き、首はリラックスさせます。身体のバランスを保つために目を開けておきますが、特別に何かを見ることはしません。自然に歩いてください。ペースはできるだけゆっくりと、でも苦痛にならない程度に心地よく歩きます。まわりのことは気にしないように。身体を緊張させないよう気をつけてください。もし緊張していることに気づいたら、すぐに解きほぐします。

それから美しく見せようとしたり、格好よく歩こうとしないでください。歩く瞑想は運動でもダンスでもありません。心の訓練です。目的は完全に気づくこと、感覚を研ぎ澄ませること、歩くときの動きを完全に直接経験することです。

すべての気づきを足の感覚に向けてください。それぞれの足が動くたびに、できるだけ多くの感覚を認識するようにします。歩くときの感覚を純粋に感じ、その動きの微妙な差異にすべて気づくようにします。足を動かすとき、それぞれの筋肉を感じてください。足が床を押して再び上げるとき、どんな細かい感覚の変化も感じるようにし、経験するのです。

歩くという動作は一見なめらかな動きのように見えますが、実際は複雑で、非常に細かい多くの動きから成っていることを観察してください。何も見逃さないようにするのです。

そこで感覚を明確に観察するために、足の動きをいくつかの要素に分けます。歩くとき、それぞれの足には「足を上げる、前へ運ぶ、床につける」という動作があります。「始まり・途中・終わり」があるのです。それぞれの動作を感じるために、まずは各段階の動きを具体的に確認することから始めるとよいでしょう。「上げる、運ぶ、下ろす、床に触れる、床を押す」などと心の中で確認するのです。これは一連の動作を順番に理解し、動きを見逃さないようにするための実践法です。

次から次へと生じてくる無数の細かい感覚に気づくようになるにつれ、言葉で確認する暇がなくなり、足の動きに途切れることなくただひたすら気づいていることに気づくでしょう。足が自分にとっての全宇宙になるのです。

もし心が逸れたら、いつものように逸れたことに気づき、それから足の感覚に気づきを戻してください。

歩く瞑想をしているときは、足を見たり、頭の中で足のイメージをつくったりしながら歩かないようにしてください。考えずに、感じるのです。足についての概念は必要ありませんし、イメージも必要ありません。感覚を流れるままに確認するのです。最初はおそらく身体のバランスをとるのがむずかしいかもしれません。いままでやったことのないやり方で足の筋肉を使っているからです。でも実践していくうちに、自然に慣れていくでしょう。心にいらだちが生まれたら、それをただ確認して、過ぎ去らせてください。

ヴィパッサナーの歩く瞑想は、意識の中をシンプルな動きの感覚で満たすように設計されています。そのため、他のことはすべて脇へ追いやられます。そこに考える余地はありませんし、感情が生じる余地もありません。何かにとらわれる暇もなく、妄想の渦に巻き込まれて動きが止まることもありません。「私」という感覚を入れる必要もありません。

あるのは触れる感覚と動きの感覚の流れ、絶えず変化し続ける、ありのままの感覚の流れだけなのです。ここで、私たちは現実から逃げるのではなく、ありのままに見ることを学んでいます。ヴィパッサナー瞑想で得た洞察はすべて、概念だらけの日常生活に直接、適用することができるのです。

姿勢

ヴィパッサナー瞑想の目的は、絶えず流れている経験すべてに瞬間瞬間、完全に気づけるようになることです。ふだん私たちは自分の行動や経験の大半を何も意識していません。ほとんど気づかずに、いやまったく気づかずに行動しています。頭は別のことでいっぱいになっていて、機械的に行動したり、妄想の渦に迷い込んだりして、その中で多くの時間を過ごしているのです。

日常生活の中で最もよく無視しているもののひとつに、自分の身体があります。頭の中で妄想が色鮮やかに、あまりにも魅力的に繰り広げられているため、身体の動きの感覚や触れる感覚に気づかない傾向があるのです。

動きや触れる感覚の情報は、毎秒毎秒、神経をとおって脳へ流れていますが、その大部分は意識から切り離されています。そしてそれは心の底部へ流れ込み、そこで行き詰まっているのです。

仏教徒は、その行き詰まりを解消し、感覚の情報を意識へ流すための方法を開発しました。意識していないものを意識化する方法です。

私たちは一日の生活の中でさまざまな姿勢をとっています。立ったり、座ったり、歩いたり、横になったり、曲げたり、走ったり、ゆっくり歩いたり、手足を伸ばしたり。瞑想の指導者たちは、この絶えまない動きに常に気づくようすすめています。

一日のうち、数分ごとに数秒ほど姿勢をチェックするようにしてください。このとき批判は入れません。これは姿勢を矯正することや、見た目を美しくすることを目的にしているのではないからです。気づきを身体全体に行きわたらせ、いまの姿勢を感じてください。そして心の中で静かに「歩いている」「座っている」「横になっている」「立っている」などと確認します。

これはまったくばかばかしいほど単純なことのように聞こえますが、軽々しく見てはなりません。力強い実践法なのです。

徹底的に実践し、習慣になるまで深く染み込ませていくなら、心に大きな変革が起こるでしょう。いままでとはまったく異なる新しい次元の感覚に触れ、まるで目の見えない人が見えるようになったかのように感じるでしょう。

スローモーション

どんな行為も一つひとつ別々の動きから構成されています。靴ひもを結ぶという単純な行為も、一連の細かい複雑な動きから成っています。でも、私たちはこうした細かい動きのほとんどを何も気づかずにおこなっています。

そこで、気づきの習慣を全面的に育てるために、シンプルな行為をスローモーションでおこなうことをします。どんな小さな行為にも、十分に注意を払う努力をするのです。

たとえばイスに座ってお茶を飲むとき、そこには気づくべきことがたくさんあります。座っているときの姿勢を見ること、カップの取っ手に触れている指を感じること、お茶の香り、カップを置くところ、お茶、手、テーブルなど。また、カップを持つときに手を上げたいという意図が生まれてくること、手を少しずつ上げるプロセスを感じること、くちびるがカップに触れる感覚を感じること、液体が口の中へ流れ込むことなどを観察します。お茶を味わうことを観察し、それから上げた手を下ろそうとする意図を観察します。すべての感覚や思考、感情の流れに気づきながらこのプロセスを十分に経験すると、このプロセス全体がとてもおもしろくて楽しいものになるでしょう。

これと同じ方法は、日常の多くの活動に適用することができます。思考と言葉と行動のスピードを意図的に落とすことによって、思考と言葉と行動をさらに深いところまで洞察することができるのです。そこで発見できるものは実に驚くべきことです。

初めのうちは普段の生活の中でわざとスローペースを保つのは非常にやりにくいでしょうが、時間とともにできるようになるでしょう。

深い気づきは、坐る瞑想をしているときに生まれてくるものです。それより深い気づきが生まれるのは、日々の活動の真っ最中に自分自身の心の働きを徹底的に観察しているときです。日常生活は、感情や煩悩の働きをあるがままに見ることのできる実験室なのです。

日常という実験室では自分の理性が本当に信頼できるものかどうかをたしかめることができますし、また動機が本物か、あるいは自分と他人を騙すために身にまとっている虚飾の鎧《よろい》かを垣間見ることができるのです。

これまで述べてきた内容を聞くと、情報の多さに驚き、動揺するかもしれません。でも、すべて役に立つものです。

ありのままに気づくことは、心の隅々まで散らかっている混乱に秩序をもたらします。鋭い気づきの光を、秩序のない心の隅々にまで行き届かせながら、明晰な理解をもって日々行動するとき、理性と穏やかさを保つ能力が身につくのです。そして、自分の心の苦しみは自分の責任である、ということを見始めます。自分の不幸や恐怖、ストレスの原因は自分にあることがわかり、また自分の苦しみや弱さ、限界を引き起こしているのも自分である、ということを見るのです。

こうした心のプロセスを深く理解すればするほど、苦しみが減っていくでしょう。

呼吸を整える

坐る瞑想では、まず呼吸に焦点を当てます。絶えず変化している呼吸に完全に集中することによって、私たちはいまの瞬間にしっかりいることができるのです。

同じことが、行動しているときにも使うことができます。自分がおこなっている行動を呼吸と協調させるのです。これは行動に流れるようなリズムを与え、突然起こるさまざまな変化にもスムーズに対応できるようにします。行動に、より集中しやすくなり、気づきが高まります。このようにして、心はいまの瞬間により留まりやすくなるのです。瞑想は一日二四時間、実践するのが理想です。これは非常に高い有益な目標です。

気づきがありマインドフルでいるとは、心の準備が整っている状態です。心は先入観にとらわれず、心配事に縛られることもありません。何が起こっても、即座に対処することができるのです。

真にマインドフルでいるとき、神経系は新鮮で、弾力性があり、それによって洞察力が育ちます。問題が起こったときにはすばやく、効率的に、最小限の手間で、サッと対処することができるのです。どうしたらよいのかわからずに、うろたえることはありません。静かな片隅に逃げ込んで瞑想することもありません。ただその場で対処するのです。

解決法がないような稀な状況でも、問題について悩むことはしません。ただ気づくべき次のことに気づき、先へ進みます。直観が実践的な能力になるのです。

どの瞬間にも気づく

時間を無駄にするという考えは、真剣に瞑想する人にはありえないことです。一日のうちほんのちょっとの空いた時間でも、有益なことに転換することができます。少しの時間でも、瞑想のために使うことができるのです。

歯医者で不安な思いで座っているときには、その不安を観察します。銀行で長い列に並んで待たされているときにイライラしているなら、そのイライラを観察します。バス停で何もすることがなく退屈しながら待っているときには、その退屈を観察するのです。

一日中、常に注意を払い、気づきを保つようにしてください。面倒でつまらない雑務であっても、いま起きていることに正確に、あるがままに気づくようにするのです。ひとりでいるときの時間や、ほとんど自動的になっている行動をうまく利用してください。一秒も無駄にしないよう、できるかぎりすべての瞬間に気づくのです。

あらゆる行動に集中する

朝、目覚めたときの最初の認識から眠りにつく最後の思考まで、一日をとおして行為や認識すべてに気づけるよう努力してみてください。これは途轍もなく高い目標です。ですから簡単に成し遂げられるなどと期待しないでください。あせらず、ゆっくりと時間をかけて、自分の能力を高めていけばよいのです。

一日中気づけるようになるための最も実行可能な方法は、一日を小さく分けることです。まず、ある時間帯に姿勢に気づきます。次に食事や洗濯、着替えなどシンプルな動作に気づきます。それから一日のうち一五分ほど時間をとって、楽の感覚や苦の感覚、楽でも苦でもない感覚、さまたげている思考など、特定の心の状態を観察してください。具体的なやり方は自分で決めてください。これはさまざまな対象に気づく実践であり、さらには一日をとおして、できるかぎり気づきを保つことを目的にしています。

坐る瞑想と日常生活のあいだに、できるだけあまり差が出ないよう、一日の活動をおこなうようにしましょう。坐る瞑想を日常の活動に自然にスライドさせるのです。身体は静止していることがほとんどありませんから、観察すべき動きはいつでもあります。少なくとも呼吸があります。また、心が非常に深い集中に入っているとき以外、頭の中ではおしゃべりが続いています。ですから、いつでも観察すべき対象があるのです。真剣に瞑想するなら、気づきの対象に困ることはないでしょう。

日常生活の中で実践することが大切です。日常生活は研究室です。ここは瞑想を深め、偽りのないものにするために必要な試練や課題を与えてくれます。ごまかしや誤りを浄化する炎のようなものであり、いつ瞑想がうまくいっているのか、いつ自分を欺いているのかを示してくれる厳しい試験の場なのです。

もし瞑想が日常の葛藤や苦悩に対処するのに役立っていないなら、瞑想していると言っても、それは上っ面だけのものです。日常生活で生まれてくる感情を明確に見ることができず、管理しやすくなっていなければ、時間を無駄に費やしているのでしょう。

瞑想をうまくやっているかどうかを知るためには、日常生活で実際に試験をしてみないとわからないのです。

気づきは、いつでも、誰でも、どんな状況でも実践できます。決められた時間以外はやらないというものではありません。常に気づくのです。人里離れた閑静な場所や、防音壁の象牙の塔の中で瞑想しているときだけうまくいくというのは、瞑想が未熟であるということです。

ヴィパッサナー瞑想は、瞬間瞬間マインドフルでいることです。このとき心のあらゆる現象の「生・住・滅」〔生まれ、成長し、滅すること〕に注意深く気づくようにしてください。どんな現象からも目を背けないでください。思考、感情、行為、欲望、いかなるものからも逃げないことです。すべての現象を見て、隙間なく観察し続けます。きれいとか恐ろしい、美しい、恥ずかしいといったことが生じても問題ありません。ただあるがままに見て、変化するままに見るのです。どんな経験も排除せず、避けることもしません。これはとても丁寧な実践法なのです。

日常生活の中で退屈していると感じたら、その退屈を観察してください。どのように感じるのか、どのような働きをするのか、どのような構造をしているのかを観察します。

怒っているなら、怒りを観察してください。怒りの構造を調べてください。怒りから逃げることはしません。

暗い落ち込みにとらわれていることに気づいたら、その落ち込みを観察してください。客観的に、好奇心を持って、詳細に観察するのです。落ち込みからやみくもに逃げるのではなく、落ち込みを調べ、その働きを理解します。このようにすることで、次に落ち込んだとき、いまよりも上手に対処することができるでしょう。

日常生活の浮き沈みにとらわれずに観察し続けることが、ヴィパッサナーで最も重要なことです。これは非常に厳しく、きつい実践ですが、実践すれば心は桁違いに柔軟になるでしょう。

実践者は瞬間瞬間、心を開いています。常に人生を探究し、自分の感覚を観察し、客観的に、好奇心を持って見ています。このようにして、いつでも、どんなものも、どんな現象も絶えず観察し、真理にたいして心を開いています。これが心を解放するために欠かせない心の状態なのです。

心が常に気づき、準備が整っている状態なら、人はいつでも覚る可能性があると言われています。ほんのちょっとしたことでも、ごくありふれた感覚でも、きっかけになることがあります。たとえば月を見ることや鳥の鳴き声、木々を吹き抜ける風の音でも、きっかけになる可能性があるのです。何を知覚するのかは重要ではありません。知覚したものにどのように気づくかが重要なのです。

心を開き、準備さえできていれば、いま覚ることも起こりうるでしょう。この本を読んでいるとき指が本に触れている感覚がきっかけになるかもしれませんし、頭の中での言葉の響きがきっかけになるかもしれません。心の準備さえ整っていれば、たったいま、覚りは開けるのです。

第十六章　ヴィパッサナーから得られるもの

What's in It for You

ヴィパッサナーを実践すれば、善い結果があります。初期の段階では日常生活で役に立つ善い結果が得られるでしょうし、瞑想が進んでいくと非常に深い超越した結果が得られるでしょう。小さな結果から崇高な結果まであるのです。本章ではその一部を紹介しますが、それが本当かどうかがわかるのは、自ら実践することによってのみです。実際に体験することが何よりも大切なことなのです。

心の障害物または煩悩と呼ばれるものは、単に心の不快な働きという意味だけではありません。エゴそのものが現れたものです。エゴは本質的に分離の感覚であり、この感覚は私たちが通常「私」と呼んでいるものと「他」と呼んでいるもののあいだの距離感のことです。もしエゴが絶えず働いているなら、この距離感は心を支配するでしょう。欲や怒りなど煩悩がエゴの働きを強めるのです。欲や貪りとは「自分が得《とく》をするために得ること」です。怒りや嫌悪とは「自分と他人のあいだに大きく距離を離そうとすること」です。どの煩悩も「自」と「他」のあいだの障壁――距離感――に関連し、煩悩が働くたびにこの距離感は強まるのです。

そこで、気づき（マインドフルネス）はものごとを深く、非常に明確に認識します。煩悩の根元にまで私たちの注意を向けさせ、そのメカニズムを明らかにします。「原因と結果」まで見ることができるのです。

気づきは欺くことがありません。一度、気づきをもって欲とは本来どのようなものか、自分と他人にたいして一体どのような影響を及ぼしているのかということを明確に見たなら、欲に走ることは自然にやめるでしょう。

たとえば子どもが熱いオーブンにさわって火傷をしたとき、その子にたいして「オーブンから手を離しなさい」と言う必要はありません。子どもは頭で考えることも決断することもなく、パッと手を離すのです。人間には危険から身を守るために神経系に反射作用が組み込まれており、これは考えるよりも早く働きます。その子が熱いと感じて泣き始めるときにはすでにオーブンから手を離しているでしょう。

この反射作用のように、気づきも言葉なく、自然に、完璧に、効率よく働きます。明確に気づくなら、煩悩は増大しません。継続して気づくことによって、煩悩は消えていくのです。

このように本物の気づき――真のマインドフルネス――が確立するにつれ、エゴの壁は壊れていきます。渇望は小さくなり、自分を防衛するためにむきになることや頑固さは減っていくでしょう。心はオープンになり、ものごとを受け入れやすくなります。柔軟になり、慈しみを分かち合うようになるのです。

伝統的に、仏教徒は人間の根本の本質についてあまり話したがりません。ですが、なかには言葉で説明しようとする方もいて、たいてい次のように述べています。「人間の根本的な本質、または仏性と呼ぶ人もいますが、これは純粋で神聖で本質的に善である。しかし実際そのように見えない唯一の理由は、その本質を経験することがさまたげられているからである」と。

これはちょうどダムの壁が水の流れを堰《せ》き止めているようなものです。

そこでこの壁――煩悩――を壊すことができるのが、気づきです。気づきによって煩悩の壁に穴があくと、慈しみや喜びがあふれ出します。気づきが育つにつれ、人生で経験すること全体が変わるのです。生きている経験や感覚が明晰で正確になり、もはや煩悩にとらわれて何かに夢中になり、いま起きていることを見過ごしてしまうことはありません。常にマインドフルに気づいているのです。

過ぎゆくどの瞬間も、その瞬間として際立って見えますし、気づかぬうちに過ぎ去っていくことは、もうありません。ごまかすものもありませんし、当たり前のものもありません。平凡というレッテルを貼るような経験もありません。すべてのものが明るく輝き、特別に見えるのです。

このとき経験していることを心の中で分類することをやめます。説明することも解釈することもなく、一瞬一瞬を現象に語らせます。まるで初めて聞くかのように、それに耳を傾けるのです。

瞑想が非常にパワフルになると、これを継続してできるようになります。呼吸も心の現象もすべて、一貫して、常に、あるがままに観察できるようになるのです。そうすると心はさらに安定します。瞬間瞬間あるがままのシンプルな経験の中、私たちはますます「いま・ここ」に留まるようになるでしょう。

心が思考から解放されると、心は明晰に目覚め、純粋な気づきの中で落ち着いていられるようになります。この目覚めた状態を、言葉で的確に言い表すことはできません。言葉は十分なものではないからです。自ら体験することでのみ、真に理解することができるのです。

呼吸はもはやただの呼吸ではなくなります。これまでは呼吸を静かで平凡なものとして見ていましたが、いまはそのように見ていません。単調でつまらない「吸って吐く」の繰り返しとしては見ないのです。

呼吸は生きたプロセスになり、生き生きと活動している魅力的なものになります。呼吸を、時間の経過の中で起こるものとして見るのではなく、いまの瞬間だけのものとして認識するようになります。時間は単なる概念であって、経験に基づいた現実ではないのですから。

これは余計なものをすべて取り去ったシンプルで基本的な認識です。生き生きと流れている「いま」に根差し、現実を明確に感じるという特徴があります。私たちは、これが現実であり、これまで経験したどんな経験よりも現実的であることを確信できるでしょう。

一度、絶対的な確信をもってこの認識を得たなら、経験するあらゆることを新しい視点や基準で認識するようになるでしょう。現象をあるがままに観察している瞬間と、それをさまたげている瞬間をはっきりと見ることができます。自分の主観や意見、過去のイメージで現実をねじ曲げて見ていることを観察します。自分が何をやっているのか、いつやっているのかを見ます。気づきはますます鋭くなり、真理を見逃していることに敏感に気づけるようになります。あるがままの現象に何かを付け加えることも何かを差し引くこともない、シンプルで客観的な視点に自然に引き寄せられるでしょう。観察力が非常に鋭くなるのです。

この客観的な新しい視点に立てば、あらゆるものが明確に見えるでしょう。心と身体で起こっている無数の行為が、具体的に、はっきりと際立って見えるのです。絶えまなく生じては滅している呼吸を注意深く見、止まることなく流れている感覚や行為を観察します。次々に生まれてくる思考や感情を観察し、刻一刻と進んでいる時間の流れから反響するリズムを感じます。

そしてこの終わりのない流れの中に、見る者はいません。ただ見ているだけです。観察者はおらず、ただ観察する行為のみがあるのです。

同じ瞬間は二度と認識できません。どんなものも常に変化しています。あらゆるものが生まれ、衰え、滅します。これに例外はありません。私たちは自らの人生が絶えず変化していることに目覚めます。まわりを見まわし、すべてのものが変化していることに気づきます。ありとあらゆるものが変化しています。何もかもが生まれて滅し、成長して衰え、誕生して死んでいきます。微細なものから広大な大河まで、この世の一切の現象は常に変化し、流動しているのです。世の中は大きな河の流れのようなものであることがわかるでしょう。

大切にしていた財産はなくなりつつあり、また自分の命も消えつつあります。しかし、この「過ぎ去る」ということは別に悲しいことではありません。立ち止まって、絶えず変化している流れをじっと観察していると、不思議な喜びが感じられるでしょう。すべてのものが動き、躍動し、勢いよく流れ、満ちていることが見えるのです。

あらゆるものが生滅変化し、それがどのように組み合わされて成り立っているかを観察するにつれ、心や感覚、感情などすべての現象は互いに密接につながっていることに気づくでしょう。ある思考が次の思考につながり、さらに感情を引き起こし、感情がさらなる思考を引き起こしていることに気づきます。行為、思考、感情、欲望——これらすべてが「原因と結果」の繊細な構造の中で密接につながっていることを見るのです。

それから、楽の感覚が生じては滅することを見、楽は決して続かないことを見ます。苦は呼んでもいないのにやってくることを見、その苦を取り去ろうと必死でもがいていることを見ます。さらには取り去ることができずに失敗するのを見るのです。

立ち止まって静かに現象の働き全体を観察していると、こうしたことが何度も何度も繰り返し起こっていることが観察できるでしょう。

日常という生きた研究室で研究していると、確固たる結論が心の内側から湧き出てきます。人生は不満と失望に特徴づけられていることがわかり、その原因もはっきりと理解します。不満と失望の原因は、欲しいものを手に入れることができないこと、すでに手に入れたものを失うことへの恐れ、いま持っているものに決して満足しないという心のクセから生じます。これらはもはや理論上の概念ではありません。自ら経験し、これが現実であることがわかったのです。

人は「生と死」について考えると、恐怖や不安を感じるものです。これは思考の根底に流れている強い感情で、この不安が人生のあらゆる面に葛藤をもたらしているのです。

不安を抱えながら手探りで歩きまわり、恐れながら何か安定した信頼できる確かなものにしがみつこうとします。瞬間瞬間、変化している中で、何かを、何でもいいから何か安定したものにしがみつこうと探しているのですが、そこで見つかるものといえば、しがみつけるものは何もない、変化しないものは何もない、ということなのです。

喪失や悲しみを目の当たりにします。日常生活の中で余儀なく起こってくる苦の流れに次々と適応していかなければならないことを観察します。毎日の生活の中に不安や葛藤があることに直面します。そしてこうした心配のほとんどは、表面的なものであることがわかるでしょう。

また、自分が病気や痛み、老い、死に向かって進んでいるのを見ます。さらにこれらのおぞましいことは本当はおぞましいことではないことに驚きます。そうしたものは単なるありのままの現実であることを学ぶのです。

このように存在のネガティブな側面を観察し、徹底的に研究することによって、存在の本質である「dukkha《ドゥッカ》」(苦)、つまり存在の不満という性質を深く知ることができるでしょう。日常レベルの明確な苦から、非常に微細な苦まで、人生のあらゆる面で苦を理解し始めるのです。

そして、欲には必ず苦がついてくることを見ます。何かをつかむとすぐ、いやおうなしに苦もついてくることを見るのです。

いったん欲の働き全体を完全に熟知したなら、欲にたいして敏感になるでしょう。欲がいつ生じるのか、どこで生じるのか、心にどのような影響を及ぼしているのかがわかるようになるでしょう。

「眼・耳・鼻・舌・身・意」の感覚器官から欲が次々に生じてくることや、心を支配して欲の奴隷にしていることを見るのです。

楽を経験しているときには、心に欲や執着が生じているのを観察します。苦を経験しているときには、心が強く抵抗していることを観察します。こうした現象を、さまたげずにただ観察し、人間の思考そのものとして観察するのです。

私たちは「私」と呼ばれる実体を探しています。しかし見つかるのは身体――骨と皮でできている袋――と、その袋を「私」と見なしていることです。

さらに探究していくと、感情や思考パターン、意見など心のあらゆる現象が見つかり、これら一つひとつにたいして「私」と考えていることがわかるでしょう。そして、そうした心と身体のつまらない現象を「私のもの」として所有し、守り、防御していることを見ます。こうしたことがいかに愚かなことかを理解するのです。

私たちは、常に変化している身体や感覚、感情、思考の流れの中をぐるぐるぐる回りながら固定した「私」というものを探し続けています。隅から隅まで覗き込み、果てしなく探し続けるのです。でも、どこにも「私」というものは見つかりません。刻々と変化し、絶えまなく流れている心の集合体に見つかるのは、前の諸々の現象から引き起こされ、条件づけられた、おびただしい変化の流れのみです。そこに実体は見つかりません。プロセスだけなのです。思考は見つかりますが、思考する人はいません。感情は見つかりますが、感情を抱く人はいないのです。家〔心と身体の集合体〕の中は空っぽです。そこには誰もいないのです。

この時点で「私」にたいする全体像はすっかり変わっています。自分のことをあたかも拡大鏡を使って新聞の写真を見るかのように見るのです。ふつう肉眼で新聞の写真を見るときは写っているものがそのまま見えますが、拡大鏡を使って見ると、その写真はたくさんの細かいドット〔点〕で構成されていることが見えるでしょう。

これと同様に、気づき――マインドフルネス――の鋭いまなざしのもとで自分自身を観察するとき、「私」や「私がいる」といった「私という感覚」は、その固体性を失い、溶解してなくなります。そして智慧の瞑想の核である存在の三つの特徴――無常・苦・無我――が概念を焼き尽くす力で、ありありと現れるのです。

このとき鮮明に、生きることとは無常であること、存在の本質は苦であること、「私」という実体はない、という三つの真理を体験します。「無常・苦・無我」をあまりにも生々しく体験するため、欲や執着、怒りなどは虚しく、まったく無益なものであることにハッと目覚めでしょう。

この明晰で純粋な深い目覚めの瞬間、私たちの意識は変容します。固定的な「私」という実体が消えてしまうのです。残っているものといえば、相互に関係し合う実体のない無数の現象のみです。それらは条件によって成り立ち、変化し続けています。

欲は消え、重い荷物は降ろされます。そこには抵抗や緊張のかけらもなく、穏やかな流れだけが残ります。心に大きな安らぎが現れます。つくられたものではない究極の幸福、涅槃（Nibbāna《ニッバーナ》）が実現するのです。

おわりに　慈しみの力

Afterword: The Power of Loving Friendliness

本書で述べてきた「気づき」（マインドフルネス）という手段は、上手に使うなら、私たちが経験するあらゆることを確実に変革することができるでしょう。

新版のあとがきとしまして、仏道のもうひとつの重要な側面である慈しみ（mettā《メッター》）について述べたいと思います。

慈しみは気づきと密接に関連しています。慈しみがなければ、気づきを実践するとき欲や凝り固まった「我《が》」の問題を解決することは決してできないでしょう。一方、気づきは慈しみを育てるのに欠かせない条件です。気づきと慈しみは常に互いに育て合うのです。

本書の初版が出版されて数十年のあいだに、世界では人々の不安や恐怖を増大させる多くのことが起こりました。乱れた情勢の中、慈しみの心を深く育てることは私たちが幸せに生きるために極めて重要なことであり、世界の未来にとって最大の希望でもあります。

慈しみが具体的に表れた思いやりの心は、ブッダの教えの核となるものです。ブッダの教えのあらゆるところに、ブッダの生涯の至るところで、思いやりを見ることができるのです。

私たち一人ひとりは慈しみの能力を持って生まれています。しかし慈しみの種は、怒りや欲、嫉妬のない、落ち着いた心からしか育ちません。慈しみの花は、穏やかな肥えた土地からしか咲きません。ですから、自分自身の心と他人の心に慈しみの種をまき、心に根づかせ、育てることが大切なのです。

私はブッダの教えを伝えるために世界を旅し、そのため多くの時間を空港で費やしました。ある日、ロンドン郊外のガトウィック空港でフライトを待っていたときのことです。出発までかなり時間がありましたが、それは私にとって問題ではありません。むしろ楽しいのです。その時間、瞑想することができるのですから！

そこで、飛行機に乗り降りする人が忙しく行き来している中、空港のイスに座って脚を組み、目を閉じました。このような状況で瞑想するとき、私は心を慈しみと思いやりで満たし、すべての生命にたいして慈悲を広げます。呼吸するごとに、脈打つたびに、心臓が鼓動を打つたびに、全身を慈しみの輝きで満たすようにしています。

あわただしい空港の中、まわりの雑踏や喧騒に気をとめることなく、慈しみの瞑想に深く浸っていました。しばらくすると、イスのそばに誰かがいるのを感じました。でも目を開けることなく瞑想を続け、慈しみを放っていました。そのとき首のまわりに小さな柔らかい二本の手が触れるのを感じました。目をゆっくり開けると、おそらく二歳くらいでしょうか、とてもかわいらしい子がいたのです。きらきら輝く青い瞳とふわふわしたブロンドの巻き毛の女の子が、両腕を私の首にまわし、抱きついていたのです。私はこのかわいらしい子どもをじっと見ました。すぐに母親が女の子を追いかけてきました。どうやらこの子は母親とつないでいた手をふりほどいて私のところに走ってきたようです。

母親は私に、「すみません、その子を祝福して、こちらに来るようにしていただけませんか」と言いました。

女の子が何語を話すのかわかりませんでしたが、私は英語で「ママが来たよ。ママは抱っこして、キスしてくれるよ。おもちゃやキャンディもたくさん持っているよ。私は何も持っていないからママのところに行こうね」と言いました。

しかし、その子は私の首に両腕をまわしたまま離れようとしません。母親は両手を合わせてもう一度やさしい口調で「その子をどうかこちらに来るようにしていただけませんか」と言いました。

このとき空港にいる人たちはこの光景に注目し始めていました。私はこの子の知り合いで、おそらく何らかの関係があると思っていたに違いありません。この子と私のあいだには何か強いつながりがあると思っていたでしょう。でも、この愛らしい小さな子に会ったのはこのときが初めてなのです。

この子が何語を話しているのかもわかりません。もう一度、女の子に言いました。

「もう行ってください。これからママと一緒に飛行機に乗るんでしょ。乗り遅れるよ。ママはおもちゃやキャンディを持っているよ。私は何も持っていないから。ママと行ってください」

それでも女の子は少しも動きませんでした。ますますギュッとしがみついてきたのです。

その後、母親が私の首から女の子の手をとり、私に「この子を祝福していただけませんか」と頼みました。

私は祝福して、「いい子だね。ママはあなたのことが大好きなんだよ。いそいで。飛行機に乗り遅れるよ。行ってください」と言いました。

それでも女の子は行きたがりませんでした。泣いていました。ついに母親は女の子を抱き上げて去っていきました。女の子は小さな足をばたつかせながら泣き叫んでいました。母親の手をふりほどいてこちらに戻ってこようともしていました。でも母親はどうにかその子を飛行機に乗せることができたようです。私がその子を見た最後は、母親の手をふりほどいて私のほうへ戻ってこようと、もがいている姿でした。

おそらく、あの子は私の衣《ころも》に惹かれたのでしょう。私のことをサンタクロースかおとぎ話に出てくる人だと思ったのかもしれません。

でも、別の可能性もあります。そのとき私はイスに座って、呼吸をするたびに慈しみを放っていました。もしかすると、女の子はその慈しみのエネルギーを感じたのかもしれません。子どもは慈しみに非常に敏感ですし、まわりのどんな感情にも影響を受けやすいものです。怒っている人がまわりにいるときは怒りの波動を感じ、慈しみで満たされている人がいるときは慈しみの波動を感じるものです。あの女の子は私が発していた慈しみの波動を感じ、引きつけられたとも考えられます。女の子と私のあいだにはつながりがあったのです――慈しみのつながりが。

四つの崇高な心

慈しみは奇跡をもたらします。人には慈しみの行為をする能力があります。自分に慈しみの性質があることを知らない人もいるかもしれませんが、誰の心にも慈しみの力はあるのです。

慈しみ〔慈〕はブッダが教えられた四つの崇高な心のひとつです。他の三つは、思いやりの心〔悲〕・他者の幸せを喜ぶ心〔喜〕・平静な心〔捨〕です。この四つは相互に関係があり、ひとつを育てれば他の心も育っていくのです。


「慈・悲・喜・捨」の崇高な心を理解するために、親の立場を例にあげて考えてみましょう。

若い女性は自分が妊娠したことを知ると、その日からお腹の赤ちゃんにたいして、計りしれないほどの愛情を注ぐようになります。お腹の中で赤ちゃんが育つために、自分にできることは何でもして守ります。健康で元気に育つよう、あらゆる努力をするのです。心の中は赤ちゃんにたいする愛情と希望で満たされています。新しい母親の赤ちゃんへの愛情には限りがありません。すべてを受け入れます。

慈しみもこれと同じです。慈しみは、慈しみを受ける相手の行動や態度には依存しないのです。


赤ちゃんが子どもになり、まわりのことに関心を持ち始めると、親の心に深い思いやりが育ちます。子どもが転んだり、膝を擦りむいたり、頭をぶつけるたびに、親は子どもの痛みを感じるのです。まるで自分がケガをしたかのように痛みを感じる親もいます。

この思いやりは、かわいそうという気持ちとは異なります。かわいそうと見る心は、自分と他人のあいだに距離を広げるのです。

これにたいし思いやりがあるときには適切な行動をとることができます。適切な思いやりとは、子どもの痛みがなくなってほしい、苦しんでほしくないという心からの純粋な願いなのです。


年月が経ち、子どもが学校へ行くようになります。親は子どもに友だちができ、勉強やスポーツなどさまざまな活動でうまくやっているのを見ます。テストでよい点数をとったり、野球チームで活躍したり、学級委員長に選ばれたりするかもしれません。

子どもがうまくいっているのを見ると、親は嫉妬することも怨むこともなく、幸せで満たされます。自分のことのように喜ぶのです。どれほど喜びを感じるでしょうか。

母親が子どもの成功を素直に喜ぶのと同じように、自分より成功している人を見たときも、その人の成功を喜ぶことができるのです。


さらに多くの年月が経ち、子どもは成長します。学校を卒業し、独立し、結婚して、家族を持ちます。このとき親は「平静な心」を実践するときです。

平静な心といっても、子どもに無関心になることではありません。子どもにたいしてできることはすべて成し終えたと理解して、落ち着くことです。

親は自分の限界を理解します。もちろん、これからも子どものことを心配し、大切に思うことにかわりはありませんが、もう子どもの人生の舵取りをしなくてもいいという気づきをもって、そうするのです。これが平静さの実践です。

慈悲の実践における究極のゴールは、「慈・悲・喜・捨」の四つの崇高な心を育てることです。「Mettā《メッター》」という語は、サンスクリット語の「mitra《ミトラ》」に由来し、「友」を意味します。ですから私は「mettā」の英訳として「loving kindness」よりはむしろ「loving friendliness」のほうを好みます。また、サンスクリット語の「mitra」には、あらゆる命を生かしている太陽系の中心の「太陽」という意味もあります。太陽の光が生きとし生けるものにあたたかさを与えているように、慈しみのあたたかさと輝きは生きとし生けるものの心の中に流れていくのです。

種は心の中に

物質は太陽の光が当たると、その物質に応じてさまざまに異なって反射します。同様に、人が慈しみを表す能力は人それぞれ、さまざまに異なるのです。生まれつき心があたたかい人もいれば、内気で心を開きたがらない人もいます。慈しみを育てるのに必死に努力しなければならない人もいれば、楽に育てられる人もいます。しかし、慈しみがまったくないという人はいません。

人は誰でも慈しみの能力を持って生まれています。赤ちゃんにも慈しみがあります。人の顔を見たとき、誰を見てもすぐに微笑む赤ちゃんもいるでしょう。

悲しいことに、多くの人は自分にどれほど慈しみがあるかを知りません。おそらく本来持っている慈しみの能力は、人生で、いや幾生涯ものあいだに積み重ねてきた憎しみや怒り、敵意の山の下に埋もれているのでしょう。

しかしながら、人は誰でも、どんな状況でも、慈しみを育てることができます。あらゆる努力をするなら、慈しみの種を育て、慈しみの花を咲かせることができるでしょう。

ブッダの在世中、アングリマーラ（Angulimāla）という名の青年がいました。アングリマーラは現代風に言うなら連続殺人犯または大量虐殺者です。残酷極まりなく、無差別に人を殺して指を切り落とし、その指をひもに通して首にかけていたのです。

一〇〇〇人目を殺そうと待ちかまえていたところに、ブッダが歩いてきました。アングリマーラの恐ろしい評判やおぞましい風貌にもかかわらず、ブッダはそれでもなおアングリマーラの心には慈しみの能力があることを智慧の目で察知されました。そして慈悲の心から――アングリマーラの心にある慈しみを見て――ブッダはこの極悪殺人犯に真理を教えたのです。

ブッダの教えを聞いたアングリマーラは、刀を捨て、ブッダに従って出家し、ブッダの弟子になりました。

アングリマーラが若いときに極悪非道の大虐殺者になってしまったのは、彼の先生が彼を貶めてやろうと、そうするよう仕向けたからです。アングリマーラは生まれつき残酷な人ではありませんし、悪人でもありませんでした。むしろ親切な青年でした。慈しみややさしさ、思いやりがありました。僧侶になるとすぐアングリマーラの本質が現れ、出家してまもなく覚りを開いたのです。

アングリマーラの話から、残忍な悪党のように見える人でも本当はそうではないことが理解できます。まわりの環境が、悪い方向に行動させることもあるのです。アングリマーラが殺人鬼になったのは、先生にたいする献身からでした。

アングリマーラのような凶悪犯だけにかぎらず、私たち一人ひとりにも、善悪の原因や条件が無数にあり、それらが私たちに行動させるのです。


第九章で説明した瞑想に加えて、慈悲の瞑想をもう少し紹介しましょう。もう一度言いますが、慈悲の瞑想を始めるときは自己嫌悪や自己非難をなくすことから始めます。最初に自分自身にたいして次の言葉を念じてください。このとき、言葉の意味を心の底から感じてください。


私が「慈・悲・喜・捨」で満たされますように。

寛大でありますように。やさしくありますように。穏やかでありますように。

幸せで安穏でありますように。健康でありますように。心が柔和でありますように。

善い言葉を話しますように。善い行動をおこないますように。


私が見るもの、聞くもの、匂うもの、味わうもの、触れるもの、考えるものすべてから、

「慈・悲・喜・捨」を育てることができますように。

寛大さとやさしさが育ちますように。穏やかさが育ちますように。

親しみをもって行為できますように。その行為が幸せや安穏をもたらしますように。

恐れ、緊張、不安、悩み、あせりがなくなりますように。

世界のどこに行こうとも、どの方向にいても、
穏やかに、幸せに、親しみをもって人々に出会えますように。
あらゆる方向において、欲、怒り、嫌悪、憎しみ、嫉妬、恐怖から守られますように。

自分の心に慈しみを育てるとき、他人の心にも慈しみの性質があることを理解するでしょう。でも、慈しみはすっかり隠れているかもしれません。慈しみを見出すために心の奥深くまで掘り下げなければならないときもあれば、表面の近くにある場合もあるでしょう。

汚れを通して見る

ブッダはあるお坊様の話をされました。

お坊様が通りを歩いているとき汚い布を見つけました。あまりにも汚れていたので、手で触れる気にならず、ついている泥を落とそうと、片方の足で布を押さえ、もう片方の足で蹴ったりこすったりしました。それから嫌々ながら二本の指でつまみあげ、顔から離して拾いあげました。ひどく気持ち悪くなりながらも、その汚い布の潜在的な性質を見て、それを寺に持ち帰り、何度も何度も洗ったのです。すると、あの汚かった布がきれいになり、衣のつぎはぎとして使えるようになったのです。

同様に、汚い言葉ばかり吐いている人は、まったく価値がない人のように見えるかもしれません。その人に本来そなわっている慈しみの潜在性を見ることは、私たちにはできません。しかし、このときこそ正しい努力〔正精進〕を実践するときなのです。乱暴な態度をとる人の心の奥に、もしかするとあたたかくて光り輝く宝石を見出すことができるかもしれません。それがその人の本当の性質なのです。

人にたいして乱暴な言葉を使っているかもしれませんが、それでも思いやりの行為をすることもあります。言葉が汚いにもかかわらず、行動では善いことをおこなうのです。ブッダはこのような人を、藻に覆われた池に譬えられました。池の水を使うためには藻をとらなければなりません。同様に、人の表面に表れている欠点はおいておき、善いところを見つけるようにするのです。

でも、もし言葉が汚くて、行動も悪かったらどうしますか？　堕落しきっているのでしょうか？そのような人でも、純粋な心があるかもしれません。砂漠をずっと歩いていると想像してみてください。水は持っていませんし、どこにも水はありません。暑くて疲れています。足を一歩踏み出すたびに喉が渇きます。水が飲みたくてたまりません。そのとき、牛の足跡を見つけました。その中に水が溜まっています。でもほんの少しです。足跡は浅いですから、水がわずかしかありません。手で水をすくえば、水が揺れて泥が混ざってしまうでしょう。喉はからからです。

そこで地面に四つん這いになって前かがみになり、ゆっくり、そっと水に口をつけます。そして泥に触れないよう、よく気をつけて少しずつすするのです。そうすれば泥だらけの水を飲まずにすむでしょう。たとえまわりが泥で汚れていたとしても、きれいな水はほんの少しあります。それで喉の渇きが癒えるでしょう。

これと同じような努力をすることによって、どうしようもなく救いがたく見える人にも、善の心を見つけることはできるのです。

私が滞在している瞑想センターは、ウェストバージニア州郊外の森林にあります。このセンターをオープンした頃、通りの向こう側にとても無愛想な男性が住んでいました。私は毎日かなりの距離を歩いていますが、その男性を見かけたときには必ず手をふりました。男性は眉をひそめて嫌な顔をしていました。それでも私は彼の態度に動じることなく、いつも手をふり、思いやりの心で慈しみを送っていました。決してあきらめなかったのです。

一年くらい経って、男性の態度に少しずつ変化が表れました。しかめ面を見せなくなったのです。すばらしいと思いました。慈しみの実践が実を結び始めたのです。

それからまた一年ほど経ち、男性の家の近くを歩いていたとき、奇跡が起こったのです。男性が車で通り過ぎるとき、ハンドルから指を一本あげたのです。私は「あー、すばらしい。慈しみの成果だ!」と思いました。さらにまた一年、毎日毎日手をふり、彼の幸せを願いました。三年後、私のほうに向かって指を二本あげました。その次の年、ハンドルから指を四本あげました。さらに月日が経ち、私が道を歩いているとき、私道に入ってきた男性がハンドルから手を離して窓から出し、私に手をふったのです。

その後まもなく、この男性が林の道の脇に車を止めているのを見ました。彼は運転席に座り、タバコを吸っていました。私は彼のところに行き、話しかけてみました。最初は天気のことなどを少しおしゃべりし、それから男性は少しずつ自分のことを話し始めたのです。数年前ひどい事故に遭ったということがわかりました。トラックの上に木が倒れてきて、身体の骨がほとんどすべて折れてしまい、しばらくのあいだ昏睡状態になったということを——。私が数年前、道で男性を見かけた頃は、回復し始めようとしていたときでした。私に手をふり返してくれなかったのは、意地悪な人だからではなく、指を動かすことができなかったからだったのです！

もし私が男性に手をふり続けるのをやめていたら、この男性がいかに善い人かということはわからなかったでしょう。ある日、私が長い期間旅に出ていたとき、男性が瞑想センターに来て私を探していたそうです。私が歩いている姿をしばらく見かけていないと私を心配してくれたのです。いま、私たちは友人です。

慈しみの実践

ブッダはこのように教えられました。

「世界のどの方向を心で探してみても、自分より愛しい者を見出さなかった。そのように、他の人にとっても自分が愛しい。それゆえ自分を愛する者は他人を害さず、慈しみを育てるように」

まず、慈しみを他者と分かち合う気持ちを持ちながら、自分にたいして慈しみを育てます。心を慈しみで満たすのです。自分をあるがままに受け入れてください。自分の欠点を認め、心を穏やかにします。弱点も受け入れてください。このとき穏やかな心で、自分をゆるすようにします。こうすべきだという思いが生まれてきたら、それを手放しましょう。やさしさと思いやりを十分に感じ、心と身体全体を慈しみで満たします。慈しみのあたたかさと輝きでリラックスするのです。

次に、慈しみを自分の親しい人に向けてください。それから自分の知らない人、好きでもなく嫌いでもない人に向けます。さらには嫌いな人や自分を嫌っている人にたいしても向けるのです。

一人ひとりの心から、欲、怒り、嫉妬、恐怖がなくなりますように。
慈しみに抱かれ、包まれますように。
心と身体のすべての細胞、血液、原子、分子に、慈しみが広がりますように。
身体が安らぎますように。心が安らぎますように。
身体と心が慈しみで満たされますように。
慈しみの安らぎと静けさが全身にあふれますように。

宇宙のあらゆる方向にいるすべての生命が、安穏でありますように。
幸せでありますように。幸運でありますように。
生きとし生けるものが、豊かで、清らかな、無量の慈しみに満たされますように。
敵意がなくなりますように。悩み苦しみがなくなりますように。
幸せに暮らせますように。

身体を強くするために歩いたり走ったり泳いだりするように、慈しみを定期的に実践すれば心が強くなります。最初はかたちだけのように感じるかもしれません。でも、何度も繰り返し慈しみを感じることによって、慈しみは善い習慣になっていきます。やがて慈しみが自動的に作用するようになるのです。

心が強くなるにつれ、困難な人にたいしても慈悲の心を向けることができるでしょう。

私の嫌いな人・私を嫌っている人が、健康で、幸せで、安穏でありますように。危害がありませんように。困難がありませんように。苦しみがありませんように。いつも成功できますように。

「成功？」と疑問に思う方もいるでしょう。「自分に敵意を向けている人の成功をどうして願うことができるのか。もし、もしも自分を殺そうとしているなら？」

敵意を持つ人の成功を願うとき、それは俗世間の成功や非道徳な行為、不正な行為が成功するようにという意味ではありません。精神面での成功を意味しているのです。敵意を持つ人が精神的にうまくいっていないことは明らかです。もし精神的に成功しているなら、他者に害を与えるような行為はしないでしょうから。

敵意を持つ人にたいして「成功できますように」と願うときはいつでも、「彼らの怒りや欲、嫉妬がなくなりますように。穏やかで幸せでありますように」という意味です。

なぜ意地悪で残酷な人がいるのでしょうか？

もしかすると、彼らは不幸な環境のもとで育てられたのかもしれません。もしかすると、それまでの人生で敵対的な行動をさせるような状況があったのかもしれません。

ブッダはそのような人のことを、重い病気で苦しんでいる人と同じであると考えるように、と教えられました。

病気の人にたいして私たちは怒ったり腹が立ったりするでしょうか？　それとも、あわれみや思いやりを感じるでしょうか？

おそらく敵意を持つ人は親しい人よりも苦しみを多く抱えている分、あわれみを受けるに値するでしょう。したがって、彼らにたいして無条件であわれみの心を育てるべきです。親友と同じように、自分の心に彼らを含めるのです。

私に害をもたらす人が、欲、怒り、嫉妬、恐怖から離れられますように。
慈しみに抱かれ、包まれますように。
心と身体のすべての細胞、血液、原子、分子に、慈しみが広がりますように。
身体が安らぎますように。心が安らぎますように。

身体と心が慈しみで満たされますように。
慈しみの安らぎと静けさが全身にあふれますように。

慈しみの実践は、マイナス思考の習慣を改善してプラス思考の習慣を強くします。慈しみの瞑想をすると、心は安らぎと幸せで満たされます。リラックスします。集中が得られます。心が安穏なら、怒りや憎しみ、怨みはなくなるでしょう。

しかし、慈しみは思考だけではありません。慈しみを言葉や行動に表していくことが大切です。なぜなら世界から自分を切り離して慈しみを育てることはできないからです。

日々、出会う人にたいして慈しみを向けることから始めてください。よく気をつけているなら、起きている瞬間ごとに、関係する人たち皆にたいして慈しみを向けることができるでしょう。人に会うときはいつでもこのように考えてください。

「自分と同じようにこの人も幸せを望み、苦しみを避けたがっている」と。

誰でも幸せになりたいですし、苦しみを避けたがっています。すべての生命が幸せを望み、苦しみを避けたがっているのです。小さな虫でも害されるのを嫌がります。この共通点を理解するとき、私たちはいかに密接につながり合っているかということがわかるでしょう。レジで働いている女性、高速道路で車を追い越していく男性、通りを横切る若いカップル、公園で鳥にエサを与えている老人、誰にたいしても、他の生命を見たときは常に次のことを心に留めておいてください。

「生命が幸せで、穏やかで、健康でありますように」と。

慈悲は自らの人生を改善し、まわりの人の人生を改善することができる実践なのです。

最初は、この実践にたいして抵抗があるかもしれません。おそらく無理やり実践しているのでしょう。もしかすると慈しみを感じることはできないと思っているのかもしれません。それは、これまでの人生で初めての経験だからです。慈しみを向ける相手として慈しみを向けやすい人もいるでしょうし、向けにくい人もいるでしょう。たとえば子どもにたいしては自然に慈しみを向けやすいものですし、他の人にたいしては子どもに向けるよりもむずかしいものです。この心のクセを観察してください。マイナスの感情を理解し、その感情を取り去るようにしてください。気づきとともに少しずつ心の反応が改善されていくでしょう。

誰かにたいして慈しみを送ると、相手は実際に変わるのでしょうか？　慈しみを実践すれば、世界を変えられるのでしょうか？

遠く離れているところにいる人や知らない人にたいして慈しみを送るとき、当然ですが私たちはその結果を知ることはできません。でも、慈しみの実践が自分自身の心に安らぎをもたらしているという結果は確認することができます。重要なことは、自らが正直に他者の幸せを願うことです。まさにすぐ、その効果が感じられるでしょう。慈しみの効果を知ることができる唯一の方法は、自ら実践することなのです。

慈しみを実践するとは、他者の悪い行為を無視するという意味ではありません。簡単に言えば、悪い行為にたいして適切なやり方で対応するということです。

ブッダの時代、アバラージャ・クマーラ（Abharaja Kumara）という名の王子がいました。ある日、王子はブッダを訪れ、ブッダはこれまで人にたいして厳しくしたことがあるかどうかを尋ねました。このとき王子の膝に幼な子が座っていました。ブッダはこのように言いました。「王子よ、もしこの子が木片を口に入れたとしたら、あなたはどうしますか？」

王子は、「子どもが動かないように私の脚のあいだに挟み、人さし指をこの子の口に入れます。嫌がって泣きわめくかもしれませんが、たとえ子どもの口から血が出たとしても、木片を取り出します」と答えました。

「なぜそのようにするのですか？」とブッダが尋ねると、「この子を愛しているからです。命を救いたいのです」と王子は答えました。

「王子よ、同じように私は弟子たちにたいして厳しくしなければならないときもあります。害したいからではありません。慈悲の心からです」とブッダはおっしゃいました。怒りではなく、慈しみの気持ちから厳しくするのです。

思いやりをもって他者に関わるために、ブッダは五つの基本的な手段を示されました。それは五つの戒律〔五戒〕です。道徳や戒律は自由を制限するものだと考える人もいますが、実際のところ、戒律は心を解放します。戒律を守ることによって、悪い行為をしなくなり、それによって自分と他者にもたらす苦しみがなくなるのです。

五つの戒律は、他者に害を与えないために自らが訓練するものです。他者を守ることで、自分を守ることができるのです。

戒律では次の五つの行為を戒めます。他の生命を殺さない、与えられていないものを盗らない、邪な行為をしない、嘘をつかない、放逸の原因となる酒や麻薬など酔わせるものを摂らないことです。

また、ヴィパッサナーで気づきを育てることも、慈しみをもって他者に関われることができるよう心を育てます。坐っているとき、心に生じてくる欲や怒りの現象を観察してください。生じたら、心をリラックスさせます。そしてそれらを瞬間的な現象として観察し、手放すのです。

ヴィパッサナーは新しい観点から世の中を見、問題にたいする解決法を与えてくれます。実践すればするほど、そのスキルは上達していくでしょう。

怒りに対処する

誰かにたいして腹が立ったとき、その相手のある一面だけにしがみついて見ていることがよくあります。たいていは二言三言のきつい言葉とか、ちょっとした目つきや軽率な行為など、ほんの一、二分のできごとで十分です。その部分だけが気になってしまい、相手の他の部分はまったく見えません。見えているのは、自分を怒らせている部分だけなのです。

このように見るとき、その人全体の中から小さなひとかけらだけを分離して、何か固定した硬いものとして見ています。その人を形成している要因や要素すべてを見ているわけではありません。一面だけ——自分が腹が立っている面だけに注目しているのです。

この何年かのあいだ、私は仏教を学ぼうとする受刑者たちから多くの手紙を受けとりました。なかには恐ろしい犯罪者で殺人を犯した人もいました。しかしそのような人たちも、いまではものごとを以前とは異なる見方で見るようになり、自分の生き方を変えようとしています。一通、非常に智慧のある印象深い手紙を受け取りました。それにはこのように書いてありました。

ここにいる受刑者たちは監視員が来るたびに叫び、罵声を浴びせている。私は彼らに監視員も人間であることを説明しようとしたのだが、彼らが見ることができるのは監視員の制服だけで、制服を着ている「人間」は見ていない、と。

誰かにたいして怒っているとき、自分自身にこのように問いかけてみてください。「その人の髪の毛に怒っているのか？　肌に怒っているのか？　歯に怒っているのか？　心に怒っているのか？　ユーモアのセンスに怒っているのか？　思いやりに怒っているのか？　やさしさに怒っているのか？　笑顔に怒っているのか？」などと。

時間をかけ、その人を構成しているさまざまな要素や行為をすべて調べてみると、怒りは自然にやわらいでいくでしょう。気づきを実践するなら、自分のことも他人のことも、より明確に見られるようになります。理解することで、慈しみをもって他人に関われるようになるのです。

私たちの心には善の種があります。しかしアングリマーラのケースのように、善の種を見ることができません。そこで「無我」を理解することで、心は柔軟になり、他人の冷酷な行為をゆるすことができるようになります。慈しみの心で、自分と他人に関わることができるようになるのです。

でも、もし誰かに傷つけられたら？　侮辱されたら？

仕返ししたくなるかもしれません。これは人の通常の反応です。でも、仕返ししたらどうなるでしょうか？

『ダンマパダ』（Dhammapada）には**「憎しみは憎しみによって収まらない」**と述べられています。怒りにたいして怒りで応じるなら、さらなる怒りにつながるでしょう。そうではなく、怒りにたいして慈しみで応じるなら、相手がさらに怒ることはありません。怒りは徐々に消えていくのです。『ダンマパダ』には続けてこのようにあります。

「慈しみによってのみ、怒りが収まる」と。

ブッダにたいして敵意を抱いていたデーワダッタ（Devadatta）という名の者が、ある日、ブッダを殺そうと陰謀を企てました。ゾウに酒を飲ませて怒り狂わせ、ブッダが来たところを見計らってゾウを放したのです。道にいた人はみんな逃げました。ブッダのまわりの人はブッダに逃げてくださいと言いましたが、ブッダはそのまま歩き続けました。献身的な付き人アーナンダ長老（Venerable Ānanda）は、自分がゾウを止めなければと考え、ブッダを守ろうとブッダの前に出たとき、ブッダはアーナンダ長老に後ろに下がるように言いました。アーナンダ長老の身体の強さだけではこのゾウを止めることはとうていできないと知っていたのです。

頭を上げ、耳を立て、鼻を持ち上げて怒り狂っているゾウがブッダめがけて走ってくると、ブッダはゾウの前に立ち、ゾウにたいして慈悲を向けました——。

ゾウはその場で止まったのです。ブッダは自分の手をやさしく上げ、ゾウにたいして手のひらを向け、慈しみの波動を送ると、ゾウは子羊のようにブッダの前でひざまずきました。ブッダは慈しみの力だけで、怒り狂ったゾウを落ち着かせたのです。

怒りにたいして怒りで応じることは、習慣的な反応です。これは本質的なものではなく、後から身につけたものです。もし子どものときから忍耐強く、親切で、やさしくあるように心を育てていたなら、慈しみが生き方の一部になり、習慣になっているでしょう。そうでなければ、怒りが習慣になるのです。

と言いましても、大人になってからでも習慣的な怒りの反応を改善することはできます。慈しみという別の方法で反応するよう心を育てるのです。

ブッダの生き方から「いかにして侮辱や乱暴な言葉に応じるか」について教えてくれる話がもうひとつあります。

ブッダに敵意を抱いていた男が、チンチャー（Cincā）という名の売春婦に賄賂を渡し、ブッダを侮辱して恥をかかせるように仕向けました。チンチャーはゆったりとした服の下に小枝の束を入れて妊娠しているかのように装いました。そして、ブッダが大勢の人の前で法を説いているとき、チンチャーはブッダの目の前に立ち、このように言いました。

「大勢の人に説法をして聖者のふりをしているが、このお腹の子をどうしてくれるのですか！　あなたのせいで私はこの子を身ごもったのですよ」

ブッダは怒りも憎しみも持たずに、慈悲に満ちた声で穏やかにこうおっしゃいました。

「妹よ、あなたと私だけが本当のことを知っています」

ブッダの落ち着きのある言葉を聞いたチンチャーは怖くなりました。ショックを受けて引き返そうとしたとき、つまずいて転びました。このときお腹に入れてあった小枝の束の紐がほどけ、小枝が全部、地面に転がり落ちました。説法を聴きに来ていた人は皆、すべてチンチャーのたくらみだったということがわかったのです。

このときチンチャーに殴りかかろうとした人もいましたが、ブッダは止めました。

「やめなさい。そのようなやり方で彼女を扱うべきではありません。真理を理解できるように彼女を助けてあげなければなりません。そのほうが遥かに効果的な罰です」

ブッダから真理を聴いたチンチャーは、人格がすっかり改善し、やさしく親切で、思いやりのある人になったのです。

誰かがあなたを怒らせようとしたり害を与えようとしたとき、その相手にたいして慈しみを向けてください。ブッダはこのようにおっしゃいました。

「慈しみで満たされた人は大地のようである」と。

大地を破壊しようと鍬や斧で地面をいくら掘っても、それは無益なことです。掘っても無駄です。今生だけでも無理でしょうし、多くの生涯をかけても、大地を掘って破壊することは無理なことです。大地はそのまま残り、影響を受けず、衰えもしません。この大地のように、慈しみで満たされている人は怒りとは無縁でいるのです。

ブッダの人生からもうひとつお話しいたしましょう。

アッコシナ（Akkosina）という名の男性がいました。アッコシナとは「怒らない」という意味です。しかしこの名前とは正反対に、実際はまったく逆の性格で、いつも怒ってばかりいました。

アッコシナはある日、ブッダは誰にたいしても怒らないということを耳にしました。そこでブッダを訪れ、そばに行き、ひどい名前で呼んだり侮辱したりして思いつくかぎりの言葉でブッダを罵ったのです。

罵倒が終わったとき、ブッダはアッコシナに、「あなたに友人や親戚はいますか」と聞きました。アッコシナは「いる」と答えました。

「では、友人や親戚の家に行くとき、手みやげを持っていきますか？」と聞くと、「当然だ。いつも手みやげを持っていく」と言いました。

ブッダは「もし友人や親戚が手みやげを受け取らなかったらどうしますか？」と聞きました。「そのときは家に持ち帰って家族と分ける」と答えました。

ブッダは「同じです」と言いました。「あなたは今日、私に侮辱という贈り物を持ってきましたが、私はそれを受け取りません。その贈り物を家族に持って帰ってください」と。

このようにして、ブッダは忍耐と智慧と慈しみをもって、怒りの言葉という贈り物にどう対応すべきかを教えられたのです。

侮辱や怒りの言葉にたいして気づきと慈しみで対応することにより、全体の状況を詳しく観察することができます。もしかすると、相手は自分が何を言っているのかわかっていなかったのかもしれません。傷つけようとは思っていなかったのかもしれません。何も知らずに何気なく怒りの言葉を漏らしたのかもしれません。

あるいは相手が言葉を発したとき、こちらの気分が悪かったせいかもしれません。自分が相手の言葉をはっきり聞いていなかったり、全体が見えず、誤解していたのかもしれません。

自分が怒れば、相手の言葉の背後にあるメッセージは聞こえないでしょう。もしかすると相手は自分が聞く必要のあることを指摘してくれた可能性もあるのです。

誰でも自分を怒らせようとする人に出会うものです。気づきと慈しみがなければ、自動的に怒りや怨みで反応するでしょうし、気づきがあれば、相手の言葉や行為にたいして自分がどのように反応しているかを観察できるでしょう。坐って瞑想しているときと同じように、欲や怒りが生まれるのを観察することができるのです。

気づきは、悪行為から離れるための安全網のようなものです。気づきは時間を与えてくれます。時間は選択肢を与えてくれます。気づきがあれば、感情に押し流されることはありません。無知ではなく、智慧で反応することができるのです。

普遍的な慈しみ

慈しみは一か所に坐って、考えて考えて思考をめぐらせるだけのものではありません。人に出会うたびに、慈しみを輝かせなければならないのです。

慈しみは、あらゆる善い思考や善い言葉、善い行動の背後にある基本的な要因となるものです。慈しみがあるとき、他人が必要としていることをはっきりと理解し、すぐに助けることができます。慈しみがあれば、あたたかい心で人の成功を喜びます。他者と調和して暮らしたり働いたりするためには、この慈しみが必要なのです。

慈しみは、怒りや嫉妬から引き起こされる苦しみから自分を守ってくれます。「慈・悲・喜・捨」を育てれば、まわりの人の人生をよりよくするだけでなく、自分自身の人生も穏やかで幸せなものになります。慈しみの力は太陽の輝きのように、計りしれないものなのです。

世界のどこであれ、刑務所にいる人、警察に拘留されている人が、
安穏で、幸せでありますように。

欲、怒り、嫌悪、憎しみ、嫉妬、恐怖がなくなりますように。
心と身体が慈しみで満たされますように。
慈しみの安らぎと静けさが、心と身体全体にあふれますように。

病気をわずらい、病院にいるすべての人たちが、安穏で、幸せでありますように。
痛み、苦しみ、落ち込み、失望、不満、不安、恐怖がなくなりますように。
慈しみに抱かれ、包まれますように。
心と身体が慈しみで満たされますように。

陣痛に苦しむ妊婦たちが、安穏で、幸せでありますように。
心と身体のすべての細胞、血液、原子、分子に、慈しみが広がりますように。

ひとりで子どもを育てている親たちが、安穏で、幸せでありますように。
人生で避けられない困難や問題、失敗が生じたとき、
忍耐、勇気、理解、決意をもって乗り越えられますように。
健康で、幸せで、安穏でありますように。

大人から虐待を受けた子どもたちが、安穏で、幸せでありますように。
「慈・悲・喜・捨」で満たされますように。穏やかでありますように。
緊張がなくなりますように。心が柔和になりますように。
人にたいして善い言葉で話しますように。
恐怖、緊張、不安、悩み、いらだちがなくなりますように。

権力を持つ人が、思いやりがあり、やさしく、寛大で、あわれみがありますように。
抑圧されている人、恵まれない人、差別されている人、
貧困に苦しんでいる人のことを理解しますように。
不幸に陥っている人の苦しみに、心を寄せますように。
慈しみに抱かれ、包まれますように。
心と身体のすべての細胞、血液、原子、分子に、慈しみが広がりますように。
慈しみの安らぎと静けさが全身にあふれますように。

抑圧されている人、恵まれない人、貧困に苦しんでいる人、差別されている人が、
安穏で、幸せでありますように。
痛み、悩み、絶望、落胆、不安、恐怖がなくなりますように。

宇宙のあらゆる方向にいるすべての生命が、安穏で、幸せでありますように。
人生で避けられない困難や問題、失敗が生じたとき、
忍耐、勇気、理解、決意をもって乗り越えられますように。
慈しみに抱かれ、包まれますように。心と身体が慈しみで満たされますように。

二本の脚、四本の脚、多数の脚、脚のない生命が、幸せでありますように。
すでに生まれているものも、これから生まれようとするものも、
今世でも、来世でも、至るところにいる、あらゆる形・姿をした一切衆生が、
幸せでありますように。
いかなる場合でも他者を欺いたり軽んじたりしませんように。
他者を害しませんように。
上に、下に、まわりに、わだかまりなく、怨みなく、敵意なく、
一切衆生にたいして無量の慈しみの心が育ちますように。
生きとし生けるものの苦しみがなくなりますように。
涅槃に達しますように。

慈しみは、宗教や文化、土地、言語、国籍の障壁を完全に超えたものです。

慈しみは、私たちの外見がどうであろうと、皆を結びつける古くからある普遍的な法則です。

慈しみは、何も条件をつけずに実践すべきものです。敵の痛みは私の痛みであり、相手の怒りは私の怒り、相手の慈しみは私の慈しみです。相手が幸せなら私も幸せ、相手が安穏なら私も安穏、相手が元気なら私も元気です。私たちは互いの差にとらわれることなく苦しみを分かち合っています。そのように、至るところにいるすべての人と慈しみを分かち合うべきです。

一国は、他の国の助けや援助がなければ成り立つことができませんし、人はひとりで孤立して存在することはできません。生きるためには、他者——自分とは異なる他の生命が必要なのです。

私たちには差があります。それゆえ、慈しみの実践が絶対に欠かせません。慈しみが、私たち皆を結びつけるのです。

付　録　伝統の流れ
Appendix: The Context of the Tradition

本書はヴィパッサナー瞑想の実践に関する本です。もう一度言いますが、実践の本です。智慧の瞑想の手引きであり、基本書であり、ステップバイステップで学ぶ指導書です。実践的で役に立つことを目的にしています。

瞑想にはさまざまな種類があります。どの主要な宗教にも瞑想と呼ばれる実践法があります。しかし、この瞑想という言葉は非常に大雑把に使われています。本書では、南アジアや東南アジアの仏教諸国で教えられ実践されている「ヴィパッサナー」(vipassanā)を扱っていることをご了承ください。「ヴィパッサナー」という語はパーリ語で、よく「智慧の瞑想」と訳されています。ヴィパッサナーを実践することによって、ものごとの本質を見抜く智慧と、ものごとがどのように働いているかに関する明確な理解が得られるのです。

仏教は、西洋人のあいだで最も馴染みのある聖書に基づいた宗教とはまったく異なるものです。仏教は、神や「他の仲介者」の助けなしに精神または聖なる領域に直接入ります。特色としては非常に客観的な実践法であり、私たちが通常、宗教と呼んでいるものよりも、心理学にずっと近いかもしれません。

仏教の実践は、真理の探究を継続的におこなうことであり、自分の認識プロセスをまさに顕微鏡で観察するかのごとく観察することです。瞑想の目的は、私たちが通常見ている嘘と妄想の覆いを壊し、究極の真理を明らかにすることです。ヴィパッサナーは、真理を見るための古くからある的確で洗練された実践法なのです。

テーラワーダ仏教は、心の深層から意識の本質に至るまでを探究するための効果的な方法を教えています。

また、数々の儀礼や敬意の表し方も教えています。この美しい伝統は南アジアや東南アジアの高度な伝統文化の中で二五〇〇年以上もかけて育まれてきた自然の結果です。

しかし本書では、そのような儀式儀礼といった飾りものと真理とを区別して、ありのままの明白な真理のみを紹介するように最大限の努力をしています。

儀式儀礼に興味がある方は、テーラワーダ仏教の慣習や儀式に関する本を読んでみてください。意味深く、美が詰まった豊かな伝統、さまざまな慣習や儀式の広大な富を見出すことができるでしょう。

一方、実践に興味がある方は、方法のみを使用してもよいでしょう。論理面でも感情面でも実際に使ってみるのです。重要なのは、実践することです。

ヴィパッサナー瞑想と他の瞑想を区別することは非常に重要なことであり、私たちはこれを十分に理解する必要があります。

仏教では主要な瞑想として二つの瞑想を教えています。この二つは心の能力や働き、意識の質が異なります。テーラワーダ仏教文献の元の言語であるパーリ語では「ヴィパッサナー」と「サマタ」と呼ばれています。

ヴィパッサナー（vipassanā）は「智慧」と訳され、いま起きていることにあるがまま明確に気づくことです。サマタ（samatha）は「集中」や「落ち着き」と訳され、心をあるひとつの対象だけに集中させ、静止させ、さまよわせないようにすることです。これができたなら、深い静けさが心と身体に行きわたり、静寂を経験するでしょう。

世の中にある瞑想のほとんどは、サマタ瞑想に重点が置かれています。意識から思考や認識すべてを排除して、祈りや読経、ロウソクの炎、宗教画、像など、あるひとつの対象だけに心を集中させるのです。その結果、心に喜びが生じます。この喜びは坐る瞑想が終わるまで一定時間、続きます。それは美しく、心地よく、充実した魅力的な経験です。しかし、一時的なものにすぎないのです。

ヴィパッサナー瞑想では、もうひとつの要素である「智慧」を育てることに取り組みます。ここでは「集中」は道具として使われます。集中した中、気づきを使って真理という生きた光を遮っている幻想の壁を少しずつ崩していくのです。これにより、真理の働きを見る気づきが少しずつ増大していきます。何年もかかるでしょうが、やがて幻想の壁を破り、真理に目覚めるでしょう。この心の大変革で完了です。これが心の解放〔解脱〕であり、不変なるものです。解脱することが、仏教の実践すべてにおける究極のゴールです。

仏教には非常に多くの宗派があります。大きく分けると、大乗仏教とテーラワーダ仏教です。大乗仏教は東アジアに普及し、中国、韓国、日本、ネパール、チベット、ベトナムなどの国でそれぞれの文化を築いています。大乗仏教の中で最も広く知られているのが禅であり、主に日本や韓国、ベトナム、アメリカで実践されています。

一方、テーラワーダ仏教はスリランカ、タイ、ミャンマー、ラオス、カンボジアなど南アジアや東南アジアに広がっています。本書では、後者のテーラワーダ仏教について述べています。

テーラワーダ仏教の伝統的なパーリ聖典には、瞑想にはサマタ〔集中〕とヴィパッサナー〔智慧〕の二種類があり、瞑想の対象は四〇種類あると記されています。この四〇種類は集中を養うための対象として、また智慧に至るための観察対象として推奨されています。本書は基本の指導書ですから、推奨される四〇種類の中で最も基本的な対象である「呼吸」に限定して説明しています。

呼吸の全プロセスにありのまま気づき、明確に理解することによって、気づきが育っていきます。呼吸を第一の観察対象として使い、実践者は自らの認識世界をすべて観察して経験します。身体、感覚、認識に生じるあらゆる変化を観察し、心の行為やその特徴である変化を観察します。こうした変化は常に起こっており、私たちは瞬間瞬間、変化を経験しているのです。

瞑想は生きた活動であり、本質的に経験に基づく活動です。瞑想を単なる学問として教えることはできません。指導する立場にある方は、自ら瞑想を経験することで心のプロセスを生き生きと教えることができるでしょう。

と言いましても、過去において卓越した知識人や深い智慧のある賢者たちが集大成した膨大な仏教の宝が残されています。これは非常に価値あるものです。本書で述べられていることのほとんどは『三蔵経』(Tipitaka) つまりブッダの根本の教えを三つに分類した仏典に基づいていますから、本書は注目するに値するでしょう。三蔵経とは、

・「律」(vinaya) ――僧と尼僧が守るべき行動規範
・「経」(suttas) ――ブッダの教え
・「論」(abhidamma) ――深遠なる心理哲学

の三つです。紀元後一世紀、著名な仏教学者ウパティッサ長老 (Upatissa) が『解脱道論』(Vimuttimagga) を著述しました。その中にはブッダが教えられた瞑想に関することがまとめられています。紀元後五世紀には優れた仏教学者ブッダゴーサ長老 (Buddhaghosa) が再び同じ分野を研究し、『清浄道論』(Visuddhimagga) を著述しました。『清浄道論』は今日でも瞑想の標準手引書として使用されています。

本書は皆さんにとって足がかりとなるでしょう。自分とはどのようなものか、自分とはいったい何者かを発見する道への第一歩を踏み出すのは、あなたです。

これは価値ある旅です。

著者紹介

バンテ・ヘーネポラ・グナラタナ長老は十二歳のときスリランカのマランデニアで出家した。一九四七年、二〇歳のときキャンディで具足戒を受けて正式な僧侶〔比丘〕になる。ガンパハのヴィディヤセーカラ・ジュニアカレジ、ヴィディヤランカーラ・カレジ〔現・国立ケラニア大学〕、コロンボのブッディスト・ミッショナリー・カレジを卒業。その後インドに渡り、マハーボーディ・ソサエティで五年間伝道活動。サンチー、デリー、ボンベイで不可触民〔カースト制度の最下層民〕の中で活動する。その後マレーシアに渡り、伝道活動をおこなう。サーサナ・アビワルディワルダナ・ソサエティ、ブッディスト・ミッショナリー・ソサエティ、ブッディスト・ユース・フェデレーション・オブ・マレーシアで一〇年間アドバイザーを務める。クアラルンプールのキシン・ディアル・スクールとテンプルロード・ガールズスクールで教師を、ブッディスト・インスティテュート・オブ・クアラルンプールで校長を務める。

一九六八年、サーサナ・セーワカ・ソサエティに招聘され渡米。一九八〇年、ワシントンDCのブッディスト・ビハーラ・ソサエティの事務総長を務め、会長に就任。一九六八年から一九八八年、アメリカ、カナダ、ヨーロッパ、オーストラリア、ニュージーランド、アフリカ、アジアにて法話、瞑想指導、講演会など広く仏教活動をおこなう。また一九七三年から一九八八年までアメリカン大学で仏教チャプレンとして務める。

アメリカン大学で哲学博士号取得。アメリカン大学、ジョージタウン大学、メリーランド大学で教鞭を執る。書籍や論文がマレーシア、インド、スリランカ、アメリカで出版。『Mindfulness in Plain English』(邦題『ヴィパッサナー瞑想の教科書――マインドフルネス　気づきの瞑想』)は多くの言語に翻訳され、世界中で出版されている。タイではタイ語に翻訳された簡略本が高校の教育課程で使用されている。

一九八二年、ウエストバージニア州(シェナンドーバレー近郊)の森林に僧院と瞑想センター「バーワナー・ソサエティ」をマシュー・フリックステインと共に設立。住職になる。比丘・比丘尼の出家と教育、また一般の人に瞑想指導をおこなう。

二〇〇〇年、母校のヴィディヤランカーラ・カレジから優れた業績による生涯功労賞を受賞。著書に『Eight Mindful Steps to Happiness』(8マインドフル・ステップス――ブッダが教えた幸せの実践)、『Beyond Mindfulness in Plain English』(マインドフルネスを越えて――集中と気づきの正しい実践)、『Journey to Mindfulness』(ジャーニー・トゥー・マインドフルネス)など多数ある。

【訳者】

出村佳子（でむら・よしこ）

【翻訳家。訳書に『慈悲の瞑想――慈しみの心』『今日からはじめるマインドフルネス――心と身体を調える8週間プログラム』（以上、春秋社）、『マインドフルネスを越えて――集中と気づきの正しい実践』『8マインドフル・ステップス――ブッダが教えた幸せの実践』『親と子どものためのマインドフルネス（CD付）』『アチャン・チャー法話集』など多数ある。月刊誌『Paṭipadā』にて海外の名僧による法話の翻訳と「根本仏教講義」の構成・編集を長年にわたって担当。オンラインでワークショップ等を開催。「Sukhi Hotu（スキー・ホートゥ）：智慧と慈悲の実践」主宰。https://sukhi-hotu.blogspot.com/

【凡例】

カギ括弧は適宜付し、翻訳者による補記を〔　〕とした。
改行は適宜おこなっている。

訳者あとがき

原書『Mindfulness in Plain English』（マインドフルネス・イン・プレイン・イングリッシュ）は、一九九四年にアメリカで出版されて以来、世界各国でベストセラーかつロングセラーとなり、瞑想を求める人のあいだで最も影響力のある本のひとつとなりました。マインドフルネスが世界に広がる基盤となった一冊ともいえるでしょう。

医療の分野で「マインドフルネス・ストレス低減法」（ＭＢＳＲ）を打ち立てたマサチューセッツ大学医学部名誉教授ジョン・カバット・ジン博士も、本書について「A masterpiece!《マスターピース》」（名著）と絶賛しているほどです。

ゴータマ・ブッダが教えられたマインドフルネス（気づき）またはヴィパッサナーは、自分自身やものごとの本質にあるがままに気づき、目覚め、それによって苦しみを解き放つための心を育てる実践法です。本書にはその方法や効果、目的、心構え、誤解、問題点、対処法などが丁寧にわかりやすく解説されています。著者バンテ・グナラタナの優れたウィットとユーモアが発揮され、奥深い瞑想の叡智が、平易な言葉で明確に書かれているのが特徴となっています。

師はスリランカ出身の僧侶であり、南アジアや東南アジアでの活動を経てアメリカに渡り、ウェストバージニア州郊外に瞑想センター「バーワナー・ソサエティ」を設立しました。今年で九六歳を迎える師は、いまでも瞑想指導をし、人々に「生きる道」を説き続けています。

瞑想について師はこのようにおっしゃっています。「瞑想は本質的に経験すべきものです。理論ではありません。瞑想するにつれ、自分の心と身体に起きていることに鋭敏になっていきます。これは、生きるとは何かと高尚なことを考えながら漫然と時を過ごすことではありません。〈生きること〉です。ヴィパッサナー瞑想は〈生きること〉を学び、変革することにほかならないのです」

ヴィパッサナーを実践することで雑念や妄想から離れ、ものごとの本質を見抜く智慧が現れます。これにより悩みや不安、恐れ、悲しみなど心を苦しめるものから解放され、真の幸せと安穏がもたらされるのです。

日本語版は、『気づき』という邦題でブログと月刊誌『Patipadā（パティパダー）』で連載され、原書の二〇周年記念版が出版されたのを機に、二〇一二年『マインドフルネス――気づきの瞑想』として書籍化されました。当時、日本では「マインドフルネス」という言葉はまだ知られておらず、本書がどのように展開されていくのか不安を抱えながらの出版でした。しかしそれも束の間、マインドフルネスは大きな広がりを見せ、社会の中に浸透していきました。幸い日本語版は多くの方に読み継がれ、九刷まで重版されてロングセラーとなりました。

このたび一〇年超の年月を経て、『ヴィパッサナー瞑想の教科書――マインドフルネス　気づきの瞑想』として新たなかたちで徳間書店より出版する運びとなりました。改めて原書を読み、日本語訳を見直す作業は、私にとって多くの気づきと新たな発見の連続でした。智慧に満ちたこの本が、ひとりでも多くの方に届くことを願ってやみません。

最後になりましたが、徳間書店の武井章乃編集長に心より感謝を申し上げます。

本書を読まれた皆さまが、毎日を幸せに過ごすことができますように。悩み苦しみから解き放たれ、真の自由に満たされますように。

生きとし生けるものが幸せでありますように

二〇二三年　四月

出村　佳子

ヴィパッサナー瞑想の教科書
マインドフルネス 気づきの瞑想

第1刷　2023年5月31日

著　者　バンテ・ヘーネポラ・グナラタナ
訳　者　出村佳子
発行者　小宮英行
発行所　株式会社 徳間書店
〒141-8202 東京都品川区上大崎3-1-1
目黒セントラルスクエア
電話　編集(03)5403-4344／販売(049)293-5521
振替　00140-0-44392
印刷・製本　大日本印刷株式会社

ISBN978-4-19-865639-3